皮肤病中医特色适宜技术操作规范丛书

皮肤病
火针疗法

主　审｜段逸群

总主编｜杨志波　李领娥
　　　　刘　巧　刘红霞

主　编｜李领娥　杨素清

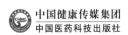

中国健康传媒集团
中国医药科技出版社

内容提要

　　本书是专门介绍火针疗法治疗皮肤病的专著。全书分为基础篇、技法篇、临床篇三部分。基础篇主要介绍火针疗法的发展历史及现代研究创新、治疗皮肤病的机制及功用；技法篇重点介绍了火针的操作常规；临床篇着重介绍了火针疗法有治疗优势的皮肤病，共六章三十二节。适合广大中医临床工作者和中医爱好者参考阅读。

图书在版编目（CIP）数据

　　皮肤病火针疗法 / 李领娥主编 . — 北京：中国医药科技出版社，2018.10

　　（皮肤病中医特色适宜技术操作规范丛书）

　　ISBN 978-7-5214-0487-6

　　Ⅰ . ①皮…　Ⅱ . ①李…　Ⅲ . ①皮肤病－火针疗法－技术操作规程　Ⅳ . ① R245.31-65

　　中国版本图书馆 CIP 数据核字（2018）第 222980 号

美术编辑　陈君杞

版式设计　锋尚设计

出版　**中国健康传媒集团** | 中国医药科技出版社

地址　北京市海淀区文慧园北路甲 22 号

邮编　100082

电话　发行：010-62227427　邮购：010-62236938

网址　www.cmstp.com

规格　880×1230mm　$^1/_{32}$

印张　$6^5/_8$

字数　149 千字

版次　2018 年 10 月第 1 版

印次　2021 年 10 月第 2 次印刷

印刷　三河市万龙印装有限公司

经销　全国各地新华书店

书号　ISBN 978-7-5214-0487-6

定价　36.00 元

本书编委会

主　　编　李领娥　杨素清

副 主 编　张金芳　胡素叶　安月鹏　袁　锐

编　　委　（按姓氏笔画排序）

王文莉　王姗姗　王月美　王　玲

王龙君　边　莉　白艳秋　刘　阳

师小萌　邱洞仙　陈　潍　李佩赛

杨盼盼　汤淑敏　张立欣　张　晴

武宁波　赵　煜　柴旭亚　陶　运

雷婉月

秘　　书　张金芳　安月鹏

　　中医药是一个伟大的宝库，中医特色疗法是其瑰宝之一，几千年来，为广大劳动人民的身体健康做出了巨大的贡献。皮肤病常见、多发，然而许多发病原因不清，机制不明；对于皮肤病的治疗，西医诸多方法，疗效不显，不良反应不少，费用不菲。中医特色疗法具有简、便、廉、效等特点，受到了皮肤科医生和广大患者的欢迎。为了进一步开展中医特色疗法在皮肤病方面的运用，中华中医药学会皮肤科分会在总会领导的关心和帮助下，在中国医药科技出版社的大力支持下，精心组织全国中医皮肤科知名专家、教授编写了本套《皮肤病中医特色适宜技术操作规范丛书》，其目的就是规范皮肤病中医特色疗法，提高临床疗效，推动中医皮肤病诊疗技术的发展，造福于皮肤病患者。

　　本套丛书按皮肤科临床上常用的17种特色疗法分

为17个分册，每分册包括基础篇、技法篇、临床篇，文字编写力求简明、扼要、实用，配以图片，图文并茂，通俗易懂。各分册附有视频，以二维码形式承载，阐述其技术要领、操作步骤、适应证、禁忌证及注意事项，扫码观看，一目了然，更易于掌握。本丛书适合临床中医、中西医结合皮肤科医生及基层医务工作者参考使用。

本套丛书的编写难免有疏漏不足之处，欢迎各位同道提出宝贵意见，以便再版完善。

杨志波

2018年8月2日于长沙

　　火针古称之为"白针""烧针""燔针""焠刺"等。火针疗法是用特制的针具经加热、烧红后，采用一定手法，刺入身体的腧穴或部位，并快速退出以祛除疾病的一种针刺方法。火针疗法作为一种独特的针刺治疗方法，已有两千多年的发展应用历史，通过历代医家的改进、发展和完善，形成了比较系统的理论体系。火针疗法临床具有施治简便、见效快、疗程短等特点，尤其是在治疗皮肤病方面更具有独特的优势，在部分皮肤病的治疗中其疗效堪与激光相媲美，为了更好地继承古代至今火针疗法在皮肤科中的应用经验，使这古老且独特的治疗技术得到发展和推广，帮助广大医务工作者更好地掌握火针操作，我们依据火针疗法国家操作标准，并结合自己的临床实践和经验体会，编撰此书。

　　本书分为基础篇、技法篇、临床篇三部分。基础篇主要介绍火针疗法的发展历史及现代研究创新、治疗皮肤病的机制及功用；技法篇重点介绍了火针的操作常规。对火针针具、刺法、操作中要领、注意事项、意外情况的处理和预防等方面做了详尽的阐述；临床篇着重介绍了火针疗法有治疗优势的皮肤病，我们将火针的文献进行整理、归纳、总结，并结合我们自己的临床实践，着力把使用火针疗法的优势皮肤病种挖掘出来推荐给大家，共六章三十二节，每一个病种分为定义、病因病机、诊断要点、辨证论治、按语、注意事项六个部分；定义、病因病机、诊断要点部分主要介绍该病的常见症状及中医对该病的认识；辨证论治部分重点介绍了该病不同证型之间火针疗法的操作，从火针针具、针刺手法的选择、操作步骤及配合的其他药物及治疗的方法等方面进行详细说明；按语部分则从中西医不同角度阐述了火针治疗该病的原理，解释了不同证型之间火针操作方法不同的原因；注意事项部分则强调该病火针治疗的禁忌及火针治疗后的医嘱。

本书编写过程中，得到了多位同仁的支持和关怀，他们在繁忙的医疗、教学和科研工作之余参与撰写，在此表示衷心的感谢。

由于时间仓促，编者专业水平有限，书中难免有不足和疏漏之处，敬请医林同道不吝指正。

编者

2018年8月

目录

基础篇

2
技法篇

3 临床篇

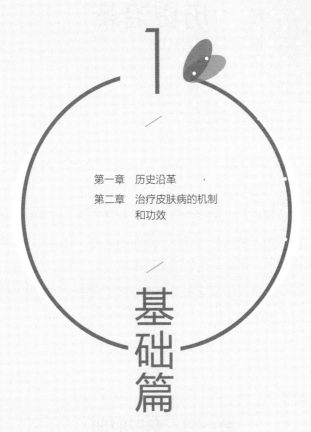

1

第一章　历史沿革
第二章　治疗皮肤病的机制
　　　　和功效

基础篇

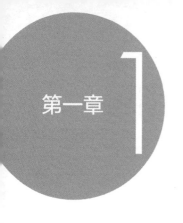

第一章 1

历史沿革

　　火针古称之为"白针""烧针""燔针""焠刺"等。火针疗法是用特制的针具经加热、烧红后，采用一定手法，刺入身体的腧穴或部位，并快速退出以祛除疾病的一种针刺方法。自有文字记载至今，火针疗法的发展应用已有两千多年的历史，通过历代医家的改进、发展和完善，形成了比较系统的理论体系。火针针具及其操作方法的逐步规范，其临床应用范围也得到了拓宽，已成为针灸疗法中独特的治疗体系。

第一节　秦汉时期

　　秦汉时期，我国医学经过数千年的自然发展已到了理论体系形成的新阶段，现存的这一时期的医学代表作——《黄帝内经》。不仅详细记载了当时医家对中医理论的精辟论述，而且就当时的各种医疗方法进行了筛选分类与归纳，为这些方法的进一步发展与应用奠定了基础。火针疗法就是这一时期被筛选出的一种疗法。《黄帝内经》对火针疗法有了较为系统的认识，第一次明确记载了该疗法的名称、针具、刺法、适应证、禁忌证等内容。从而确立了此种疗法在针灸学术中的地位，为其进一步发展奠定了基础。

《灵枢·九针十二原》中详述了九针的不同形态和用途："九针之名，各不同形：一曰镵针，长一寸六分；二曰员针，长一寸六分；三曰鍉针，长三寸半；四曰锋针，长一寸六分；五曰铍针，长四寸，广二分半；六曰员利针，长一寸六分；七曰毫针，长三寸六分；八曰长针，长七寸；九曰大针，长四寸。镵针者，头大末锐，去泻阳气；员针者，针如卵形，揩摩分间，不得伤肌肉，以泻分气；鍉针者，锋如黍粟之锐，主按脉，勿陷以致其气；锋针者，刃三隅以发痼疾；铍针者，末如剑峰，以取大脓；员利针者，大如厘，且员且锐，中身微大，以取暴气；毫针者，尖如蚊虻喙，静以徐往，微以久留之而养，以取痛痹；长针者，锋利身薄，可以取远痹；大针者，尖如梃，其锋微员，以泻机关之水也。"其中的大针，即火针的误笔。对此，高武在《针灸聚英·火针》中曾解释为："火针，以火烧之可用，即九针中之大针是也。其针大于气针，故曰大针者。其功能治风邪入舍于筋骨间不出者，宜用之。"杨继洲在《针灸大成·九针式》一篇中则直接将大针称为火针："九曰火针，取法于锋针……"，在"九针图"中也称"大针，一名燔针，长四寸，风虚肿毒，解肌排毒用此。"吴谦《医宗金鉴·刺灸心法要诀》中解释曰："大针者，即古人之燔针也。"从临床的应用来看，大针针体较粗，不适宜一般的直接针刺治疗，但以火烧之而刺则很容易。从治疗作用来看，《内经》大针以治疗关节水肿积液，而对此治疗唯用火针最好。从以上几点可以认定，大针即为《黄帝内经》时代火针的针具。

《黄帝内经》中将火针疗法称为焠刺法，如《灵枢·官针》篇在论述九种特殊刺法时云："凡刺有九，以应九变，一曰输刺……；九曰焠刺，焠刺者，刺燔针则取痹也。"其中焠刺即用火针刺治之法。《黄帝内经》中还对火针疗法的临床适应证、禁忌证、施针方法等多方面进行了记载和论述。

《黄帝内经》最先提出"刺燔针取痹"的火针治疗证候，开辟了火针治疗学的历史。又进一步提出："焠刺者，刺寒急也。热则筋纵不收，无用燔针。"（《灵枢·经筋》），明确了火针适用于因寒邪引起的寒痹证候。而因热邪引起的痹证为其禁忌。继而又将火针适应证从寒痹扩展到经筋、骨脉等病的范围。可见当时已经清楚认识到火针的温经散寒作用，并开始辨证施用火针疗法。

在操作方法上，《灵枢·经筋》中提出："燔针""以痛为腧"的取穴方法、"劫刺"即疾刺疾出的针刺方法，和"以知为数"的术中取效标准。这些基本的方法至今对后世的火针操作还具有重要影响。

《灵枢·寿夭刚柔》篇记载："刺寒痹内热奈何？伯高答曰：刺布衣者，以火焠之；刺大人者，以药熨之。"针对劳心者（大人）和劳力者（布衣）的不同体质特点，分别施以不同的治疗方法，揭示火针疗法适宜于体质强壮者，这是《黄帝内经》中对火针疗法的又一记载。

另外，《灵枢》中还有一些有关火针的论述，如"以取大气之不能过于关节者也。""……主取大气不出关节者。"（九针论），"以泻机关之水也"（九针十二原），"病水肿不能通关节者，取以大针"（官针），用大针引导经气的作用，治疗关节经气不通和关节水肿。"肠中有虫瘕及蛟蛕……以大针刺之。"（厥病），用治腹中虫证等。这些也是对火针适应证的论述。

秦汉时期另一部医学经典《伤寒论》称火针为"烧针""温针"，其中尽管未曾直接论述火针的针具、操作、主治病证等，但如《针灸聚英》所言："烧针法，仲景以前多用之以致祸，故伤寒书屡言之。"
即医圣张仲景有感于滥用、误用火针的时弊，详细描述了有关的见
证，进而提出了有效的补救措施，为火针的发展做出了贡献。

火针的变证，《伤寒论》太阳病、阳明病、少阴病中均有论述，
累计达到十余条。

太阳病误用火针

太阳病误用火针，多致惊。如："太阳伤寒者，加温针必惊也。""太阳病，发热而渴，不恶寒者为温病。若被火者，微发黄色，剧则如惊痫。""太阳病中风，经火劫发汗，邪风被火热，血气流溢，失其常度"。

少阴病误用火针

少阴病，误用火针可见咳、下利、谵语。"少阴病，咳而下利，谵语者，被火气劫故也，小便也难，以强责少阴汗也"。

阳明病误用火针

阳明病误用火针，可发黄。"阳明病被火，额上微汗出，小便不利者，必发黄"。也可有神志变化，如"阳明病，脉浮而紧，咽燥口苦，腹满而喘，发热汗出，不恶寒，反恶热，身重。若发汗则躁，心愦愦反谵语。若加温针，心怵惕，烦躁不得眠"。

《伤寒论》不仅详细描述了火针变证的发病过程和病变证候，而且对某些变证提出了补救的措施，如"伤寒脉浮，自汗出，小便数，心烦微恶寒，脚挛急，复加烧针者，四逆汤主之"。"伤寒脉浮，医者以火迫劫之，亡阳，必惊狂。卧起不安者，桂枝去芍药加蜀漆牡蛎龙骨救逆汤主之"。"火逆下之，因烧针烦躁者，桂枝甘草龙骨牡蛎汤主之"。

《伤寒论》在论述误用、滥用火针引起变证的同时，最先提出了针孔保护的问题，言道："烧针令其汗，针处被寒，核起而赤者，必发奔豚，气从少腹上冲心者，灸其核上各一壮……"虽然汉代尚未形成无菌操作的观念，但张仲景从反面告诫医生有必要对针孔进行妥善保护，以防感染红肿，并传授了针孔感染诱发奔豚后的治疗方法。若医者在治病过程中充分注意各种引起变证的情况，勿犯其逆，则可以预防变证的发生。

《伤寒论》没有正面论述火针适应证候，但从其所论变证的发病过程可以推论，汉代火针的应用并未局限于《黄帝内经》的范围，而是更多地运用其火热之性，以达发汗解表的治疗目的。《伤寒论》对因火针使用不当而致的变证进行了多方面的论述，从反面提出了火针疗法的诸多禁忌证。从某种意义上讲，仲景丰富和发展了火针疗法的应用范围和内容。使之逐渐发展完善，成为临床治病的有效手段之一。

第二节　隋唐宋时期

隋唐宋时期，火针疗法广泛应用于临床各科的实践。这个时期，火针治疗范围较前有了很大扩展，已经用于内科、外科、眼科、五官科以及急证的治疗；同时，火针的选穴、操作、禁忌等问题均已提出，并有了火针治疗的医案记载。

晋·皇甫谧撰写的名著《针灸甲乙经》肯定了"焠刺"的刺法，

强调了火针疗法适应证为"痹证"和"寒邪",重申应用火针疗法治病必须考虑体质因素,所以书中说:"故用针者,不知年之所加,气之盛衰,虚实之所起,不可以为工矣"。

唐·孙思邈在《备急千金要方·用针略例第五》并进一步记述了火针的操作技巧,他认为火针针刺时"务在猛热,不热则即于人有损也"。最早记载了火针疗法可以治疗热证,突破了《黄帝内经》中热证禁用火针的局限,并把火针的治疗范围扩展到外科和急证等多种疾病,"痈有脓便可破之,令脓易出,用铍针,脓深难见,肉厚而生者用火针","外疖痈疽,针惟令极热","诸漏结核未破者,火针使着核结中,无不瘥者","治酒醉牙齿涌血出方,烧钉令赤,注血孔中止"。同时也用于内科黄疸、风眩等证,"侠人中穴火针,治马黄疸疫通身并黄,语音已不转者",《备急千金要方·风眩》卷十四:"夫风眩之病……困急时但度灸穴,使火针针之,无不瘥者,初得,针竟便灸,最良"。风眩指因风而起的眩晕,用火针可以息风解郁。还提出了火针的禁忌穴位,认为"巨阙、太仓、上下管此一行有六穴,忌火针也"。

宋代之后,"火针疗法"的适应证又有所发展。从病位而言,由属于经筋、关节、痹证等筋骨病,拓展到治疗内脏疾患。如王执中的《针灸资生经》中以医案的形式,记载了火针疗法在内科疾病中的应用,描述了心腹痛、哮喘、腹寒热气、腰痛、尸厥、膝肿等多种病证的火针治疗过程。如治心腹痛,"令女儿各以火针微针之,不拘心腹,须臾痛定";又如治哮喘,"只缪刺肺俞,不缪刺他穴"。在治疗五官疾病方面,《圣济总录·钩割针镰》卷一百一十三载有"凡目生顽翳者,可用火烧铜针轻点,传波斯国银矿名悉蔺脂,点之不痛,勿用别法"。

第三节　明清时期

　　明清时期，火针疗法在理论和实践上都发展得较为成熟和完善，是火针疗法发展的鼎盛时期。

　　其中对火针论述最为详细的，当推明代针灸大师高武的《针灸聚英》，他系统总结了前人的火针成就，对于火针针刺的选穴，高氏讲究，"以墨记之，使针时无差。穴点差，则无功……"，"先以左手按定其穴，然后针之"。对于针刺的深度，他也有论述，说："切忌过深，深则反伤经络，不可过浅，浅则治病无功，但消息取中也"，消息取中就是适度进针，针刺深度适中的意思。有关火针的适应证，他主要继承了火针治疗"外科疮疡疾患"和"内科痹证"的成就，主要涉及溃疡、块、结、积、风湿痹证、瘫痪等，肯定了火针破痈、消结、蠲痹的作用。其中对瘫痪的治疗，他提出"火外大开其孔穴，不塞其门，风邪从此而出"，"尤宜火针易获功效"等论述。对于禁忌证的论述，高氏提出"人身之处，皆可行针，面上忌之"的观点。并最先注意到夏季之时，火针治疗后，因针孔保护不利，易变生他证，因而提出，夏季"切忌妄行火针于两脚内及足"，并有"大醉之后，不可行针"的警诫。该书中对火针针具的选材、加热方法、针刺方法、针刺深度、适应证、禁忌证、火针功效等做了系统总结和归纳，《针灸聚英》的问世，标志着火针疗法的成熟和完善。

　　与高武同时期，还有许多医籍均对"火针疗法"进行了描述，如《针灸大成》《外科枢要》《外科理例》《本草从新》《重楼玉钥》等都有火针疗法的记载。

明代薛己《外科枢要》记载了火针治疗"流注""附骨疽"等，有助于排脓、敛口、生肌。陈实功《外科正宗》详述了火针治疗瘰疬、鱼口、便毒、横痃等病。

汪机《外科理例》除用火针治疗"附骨疽""气毒""流注"之外，还详述了火烙法，其针具与火针相似，但形状有别于火针，"针圆如箸，大如苇，挺头圆平，长六七寸，一样两枚，蘸香油于炭火中烧红，于疮头近下烙之"。这种方法是将火针针尖改为圆状针面，扩大了火灼的范围，为临床治疗提供了方便，避免了因火针头细，烧灼面积小，针离开火源后容易变凉，而需多次反复烧红针尖的麻烦，为外科疾病，特别是一些皮层赘生物、外痔的治疗提供了方便。

杨继洲《针灸大成》总结了前人的用针经验，从火针的操作技巧、适应证、禁忌证、禁刺部位等方面也作了总结。后世《针灸逢源》《中国医药汇海》等书都收集了《针灸大成》的内容。张介宾进一步区分火针与煨针之别，认为"刺者，用火先赤其针而后刺之，不但也，寒毒痼结，非此不可"；"煨针者，内针之后，以火燔之耳，不必赤也"，说明前者为火针，后者为温针。

清代吴仪洛《本草从新》将火针用于治疗眼科疾患，顾世澄《疡医大全》系统总结了其本人及当时诸家（如申斗垣、周文采、胡公弼、蒋示吉等）的有关烙法在外科痈肿方面的治疗经验。

第四节　现代发展

　　火针疗法经过几千年的发展历程，从无到有，从浅入深，逐渐成为临床防病治病的独特治疗方法。新中国成立以来，党和政府制定了发展祖国医药卫生事业的政策，对传统医学给予了殷切的关怀和大力的支持，使中医学、针灸学得以新生，火针疗法也随之从濒临灭亡的边缘重新得到重视和推广。目前，火针针具研究、理论研究、作用机制和临床应用的发展进入了一个新的鼎盛时期。新中国成立后，火针疗法在临床应用方面有了新的发展，出现了电火针、电热针等新型火针工具，促进了火针疗法的普及和发展。

　　火针的针具方面，师氏、贺氏、刘氏等根据自己的经验，分别对火针针具进行了改良，而刘氏毫火针的发明更开创了火针留针治疗的历史。理论研究方面，出现了一批影响力较大的火针专著，如《火针》《中华火针疗法》《火针疗法图解——贺氏针灸三通法之一》《火针疗法》《火针临床应用》等，使火针疗法的理论更趋系统化。火针的作用机制方面，现代研究认为火针具有祛寒除湿、消癥散结、益肾壮阳、宣肺定喘、除麻止痒及清热解毒等作用。据文献报道，火针疗效突出的疾病已达80余种，广泛应用于皮肤科、外科、妇科、五官科以及内科等疾病的治疗，且随着火针疗法的不断推广，其应用范围还会不断扩大。

　　与此同时，石家庄市中医院皮肤科在火针疗法应用上亦有了突破与创新。对火针疗法古籍资料进行了整理，并针对目前火针疗法存在的问题，进行了归纳、总结、继承和创新。

1. 针具的突破

火针针具目前存在取材多样、材料不一的不规范化问题，很难确保火针治疗的疗效和安全性。鉴于此，笔者设计了李氏针具，李氏针具是在粉刺针的基础上做出改良，集粉刺针及火针于一体，既能祛除黑白头粉刺，又可清除结节、囊肿，该针具兼有粉刺针及火针的功能，突出精确加热、牢固可靠、使用安全、操作方便的特点，不加热时为粉刺针，加热时可形成温度为500℃的恒温火针，具有温阳、散寒、祛风、祛瘀、化痰、散结、软坚等功效，可以疏畅浅表之经络气血，使积热、积风外泄，软坚散结，化痰祛瘀，促进局部皮肤气血通畅，具有显著的治疗优势。该针具通电后或打开开关即可应用，该针的问世，可以加速火针疗法在医疗行业的迅速推广和使用。

2. 禁针部位的突破

❶ 合理用针，面部解禁：《针灸聚英·火针》记载："人身诸处皆可行针，面上忌之"，即颜面部不可行火针。人体面部血管和神经丰富，古时火针针体较粗，针刺不当易出血、刺伤神经，且针刺后遗留针孔较大，易留下瘢痕，影响美观。而笔者认为面上并非绝对禁针区，根据病情需要，选用合适的火针针具，即可用针。如治疗痤疮选用细火针浅刺面部黑头粉刺、白头粉刺、小脓疱，一次治疗，皮疹即可消退而不留瘢痕，对于比较大的囊肿和结节，选用较大的针具，可有效破坏囊壁，促进囊肿消退；治疗头面部扁平疣时，可选用平头火针对疣体进行烧烙；疣体小者，可以细火针点刺至疣体基底部；治疗面部白癜风，选用李氏火针或用2~3根细火针并排浅刺，不仅效果显著，而且疗程短，有效地减轻了患者的痛苦。

❷ 继承传统，创新发展：对火针部位禁忌的突破，将火针应用

到人体各部位，真正达到"人身诸处皆可行针"的目的。用火针治疗一些特殊部位的皮肤病，比如指趾端、颜面、口腔、躯干、四肢的瘙痒性丘疹、水疱、丘疱疹、肥厚性斑块等，止痒、消肿效果显著。

3. 禁忌证的突破

❶ 热行火针，以热引热：《灵枢·经筋》曰："焠刺者，刺寒急也，热则筋纵不收，无用燔针"，即言因热邪所致的经脉病不可用火针疗法。然而，实火为病，正气为邪热所伤，不能驱邪，邪热郁于体内而成热证。若投以寒凉之药，恐不能因势利导、驱邪外出。通过临床实践证明，火针具有清泄火热、引热外泄的作用，可借火热之力，达到以热引热、引气发散之功，进而可使火热毒邪外散，使热证得治。正如明代医家龚居中在《红炉点雪》中记载："热病得火而解者，犹暑极反凉，犹火郁发之之义也"；《理瀹骈文》也有："热证可以用热者，一则得热则行也，一则以热能引热。使热外出也，即从治之法也。"

火针针刺治疗疖肿。疖肿多因气滞热壅、热毒炽盛所致，治疗时以中粗火针点刺，然后在针刺部位施以火罐，借火针之火热开门驱邪，以热引热，不仅适用于未成脓期以清热解毒，也可对成脓期和破溃期以排脓祛腐生肌，可使患者免受手术之苦。又如蛇串疮（带状疱疹），可选用细火针或三头火针散刺疱疹局部，再拔火罐，使疱液和瘀血流出，因势利导，给邪气以出路。一般治疗1次可使痛减大半，3~5次即可治愈，大大缩短疗程；对于后遗神经痛的患者，也可使用细火针和三头火针点刺疼痛部位，以温通经络、行气活血，发挥止痛效果。

❷ 虚证宜针，鼓舞正气：《伤寒论》记载："因发汗致虚后，再行火针变生他病，或因烧针取汗致虚的病例"；《理瀹骈文》有言：

"误下火针则泄真气，"认为火针可伤正气，在虚证时忌用火针。笔者认为火针具有补虚的作用，如《红炉点雪》所言："虚证得火而壮者，犹如火迫冰而气升，有温补热益之义也。"火针将火热之力通过穴位送入人体脏腑经脉，可鼓舞正气，使虚证得消。如治疗老年人带状疱疹后遗神经痛，点刺局部阿是穴可迅速缓解疼痛。

❸ 标新立异，火针刺络：血乃有形之物，气以血为基础，笔者在此基础上不断地探索创新，打破针刺避开血管的禁忌，提出"以血行气"的刺络放血法。同时，临床中将火针疗法与刺络放血疗法结合起来，扩大火针的治疗病种。如使用火针刺络放血治疗蛇串疮，以细火针刺破皮疹，施以火罐，放出适量血液以祛瘀生新、调养血气；同时借用火针火热之力温通经络，达到活血行气的目的，不仅简便易行，而且痛苦小，是一种新的治疗手段。同时，可在临床中采用火针刺络疗法治疗白癜风和肥厚性斑块型银屑病皮疹，针刺时将中粗火针烧至通红后，对准病灶部位快速密刺，然后施以火罐，使病灶部的黄色组织液和深色血液流尽为止，可促进局部色素岛的形成及斑块的消退。

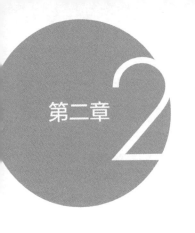

第二章

治疗皮肤病的机制和功效

第一节 机制

一、祖国医学认识

火针疗法借"火"之力而取效，集毫针激发经气、艾灸温阳散寒的功效于一身，临床常有事半功倍之效。究其作用机制，主要有以下三个方面。

1. 借火助阳

即借助火热，温壮阳气。火针疗法通过加热针体，经腧穴将火热直接导入人体。这种被导入的火热，通过腧穴、经脉，在人体内可以激发经气，鼓舞血气运行、温壮脏腑阳气。

古代经络学说包括经脉经气学说和络脉血气系统，均为针灸防病治病的重要理论基础。在经脉经气系统中，经气为化源于下焦"命门"的阳气，是人体阳气的主要组成部分，具有生发人体各部、激发脏腑功能、温煦机体、防御病邪等多种功用。由火针直接导入人体的火热之性，既可以增强经气的阳热作用，治疗经气虚损、阳气衰弱的各种疾病；又可以散寒除湿、温化痰浊，治疗寒湿痰浊所致的各种顽症。

在络脉血气系统中，血气化源于脾胃，在心脏的主导、宗气的推动下，循环往复，周流全身，具有滋养脏腑、濡润肌腠等多种功能。血气得热则行，遇寒则凝。火针导入的火热之性，可以通过温助人体阳气，间接鼓舞血气运行，治疗血气运行不畅的各种气滞血瘀病证。

2. 开门驱邪

即通过灼烙人体腧穴腠理而开启经脉络脉之外门，给贼邪以出路。《针灸聚英》曾云："盖火针大开其孔，不塞其门，风邪从此而出。"即火针借助火力，灼烙腧穴，出针后其针孔不会很快闭合，加之较粗的针具，可加大针孔。痈脓、瘀血、痰浊、水湿均为致病性病理产物，它们有形、属阴、善凝聚，一旦形成，就会停滞局部经脉、络脉，使阳气、血气不能正常温煦濡润脏腑肌腠，致使脏腑肌腠功能低下，出现各种病证。同时，停滞的阳气、血气，功能低下的脏腑器官，又进一步产生新的瘀血、痰浊等有形之邪使局部病变加重。如此恶性循环，形成顽疾。用药物或一般的针灸方法治疗，可以治本排邪，但常因关门留邪而事倍功半。

> 火针通过其独特的开门驱邪之法，在借火助阳、鼓舞脏腑经脉功能、扶正益本的同时又可直接排除有形之邪，打破疾病的恶性循环，使许多顽疾危证得以缓解或治愈。

3. 以热引热

疾病的发生发展，取决于人体正气和致病邪气两方面的较量。邪气是指对人体有害的各种病因和病理因素，如外感六淫、内伤七情、痰饮、瘀血、食积等。火针疗法具有扶正之用，亦有祛邪之功，这同样是由火针的温热性质所决定的。

邪气分为有形之邪与无形之邪，如水湿痰浊、痈脓、瘀血等则为有形之邪。善于凝聚的这些病理产物一旦形成，就会阻滞局部气血运行，出现各种病症，而且这类病症用毫针微刺往往难以很快奏效。火针则具有独特优势，火针本身针具较粗，温通力量大。

火针可以从内外两个方面散邪驱邪

1 ➤ 一方面，可强力疏通经脉，有形之邪可随气血流通而散去，所以高武说："破瘤坚积结瘤等，皆以火针猛热可用"；

2 ➤ 另一方面，火针出针后针孔不会很快闭合，风邪和有些有形之邪可从针孔直接排出体外，即所谓"开门驱邪"，如高武所言："若风寒湿三者在于经络不出者，宜用火针，以外发其邪"。

火针自唐代孙思邈起，开始运用于外科热证，如疮疡痈疽、瘟疫痰核等。火针治疗热证，古人有"以热引热"的理论，认为"热病得火而解者，犹如暑极反凉，乃火郁发之之义也"。实际上，火针一方面可以通过上述的散邪作用而散热，另一方面还可以通过刺血而泄热。

二、临床医学认识

通过对近十余年关于火针作用机制探讨的文献研究，火针作用机制主要可以概括为以下几点。

1. 改善血液循环

❶ 提高病变部位温度：火针治疗后经红外热像图观察病变部位的平均温度升高，局部血液循环改善和局部组织代谢加强，有利于炎症等病理反应的消失和肌肉皮肤等正常组织的营养。

❷ 激活机体的应激性反应：火针疗法是将特制针具加热到很高的温度后去刺激皮肤上的反应点，这种温热刺激可以在皮肤上形成局部充血或是有红、热、痛及轻微的水肿现象，正是由于这种热力的刺激伤及了皮肤，激活了机体的应激性反应，释放出组胺样物质，同时变性坏死的组织溶解成蛋白被吸收，此时引起自身免疫反应，引起全身炎症因子的释放及局部趋附，两者通过作用于血管的收缩舒张机制，如有效抑制TXB2的分泌，增加6-keto-PGF1α的分泌，舒张血管及抗血小板聚集，从而达到改善局部循环的目的。

❸ 调整大脑皮层的功能状态：西医学认为，大脑皮层能调节皮层下各级神经中枢的功能状态，当前者处于紧张状态时，后者表现为受皮层的约束，而当前者功能活动低下时，则后者表现为占优势状态。所以，当大脑皮层的功能活动状态异常时，皮层下各级中枢功能的活动就会受到影响，而表现出身体各器官或系统的新陈代谢障碍及其他内脏功能失调等情况，火针通过刺激皮肤，并通过神经上传至大脑，通过对大脑皮层的调节，解除脑血管痉挛，使脑血管扩张，降低脑血管阻力，改善脑循环，使临床症状得以改善，并经TCD检查证明了以上结果。

2. 镇痛

❶ 降低体内炎症因子：火针通过降低体内炎症因子如IL-1、IL-6、IL-1β、TNF-α的发生趋化，阻断炎症因子介导的免疫反应，达到消炎止痛的目的。

❷ 调节神经递质的含量：火针通过调节外周、中枢的神经递质，如升高动物脑内（端脑与间脑）5-HT，降低外周血中NE含量，而血浆中NE主要来自交感神经末梢，NE本身不是致痛物质，但疼痛伴有一系列自主神经反应，尤其是交感神经活动亢进。

❸ 兴奋"第二优势灶"：根据苏联生理学家乌赫托姆斯基提出的"第二优势灶"现象，火针刺激在中枢形成的第二兴奋灶强度超过原有病灶在中枢形成的第一兴奋灶，第一个兴奋灶的兴奋性被抑制，而且将它的"兴奋性"也被牵引过来，所以疼痛也就减退或消失了。

❹ 提高刺激反射阈：当内脏存在病变时，由刺激感受性低的内脏通过大脑皮层向刺激感受性高的相应脊髓神经所支配的皮肤形成刺激反射，即人们常称的"海特带"，针灸通过刺激与内脏原发病灶相应脊髓节段的皮肤，由于皮肤的刺激感受性比内脏的高。因此，针刺引起的皮肤疼痛必然影响内脏病变刺激所引起的疼痛向中枢的传达，从而发挥镇痛效应。

❺ 转移注意力：火针操作上一定程度地转移了患者的注意力，分散了原有病灶的疼痛。

3. 调节内分泌-免疫

现代研究表明，RA患者肾上腺皮质功能紊乱，皮质醇分泌节律异常。火针通过调节下丘脑-垂体-肾上腺轴（the hypothalamic-pituitary-adrenal axis，HPA轴），引起皮质醇的分泌变化，影响其血中的稳定浓度，从而达到抑制免疫的作用，但其发挥效应是一个慢性过程，需经一定疗程治疗后才能显现出来。研究已证实血中T_3、T_4、FT_3、FT_4、TSH的变化可直接反映甲状腺功能状态，火针通过升高血中FT_4、FT_3及降低TSH水平，稳定下丘脑-垂体-甲状腺轴，一定程度上改善甲状腺功能减退引起的症状及体征。体内IgE水平增高是特应性素质和支气管哮喘的共同特征，火针通过降低哮喘患者异常增高的血清IgE水平，降低机体对过敏原的敏感性，抑制过敏介质的释放，达到免疫抑制及抗过敏的作用。火针本身作为一种有创刺激，温度高，其灼热刺激可使局部病变组织分解，从而引起机体的非特异性炎症及自身免疫反应，导致炎症因子趋化，促进病变组织的重吸收及修复。

4. 对外周血象的影响

白细胞是血液中有形成分的重要组成部分，其中中性粒细胞属于吞噬细胞系统，是机体发生急性炎症时的主要反应细胞。火针后，除了局部的血液供应增强还可促进白细胞的渗出和提高其吞噬功能，进而帮助炎症的消退，并使炎症局限化，不蔓延到全身各处。临床研究证实，在脑血管病合并感染或者脑血管病合并血小板计数异常时（升高或降低），经火针治疗后患者白细胞及血小板计数都能恢复到正常值范围，表明火针对这些患者的白细胞及血小板计数有双相调节作用，通过调节外周血白细胞及血小板计数达到控制感染及改善血液循环的目的。

第二节　功效

火针集针刺、热灸于一体，不仅有针的作用，又有灸的作用。火针的治疗机制在于让温热刺激穴位和部位来增强人体阳气，鼓舞正气，调节脏腑，激发经气，温通经脉，活血行气。在临床应用上，具有助阳补虚、消癥散结、生肌排脓、祛风止痒等作用。

1. 温壮阳气

是指火针通过其借助的火力，直接温补壮大脾肾以及命门的阳气、补益肺心宗气、激发经气、卫气的作用。肾为先天之本，与命门同为人体阳气之根，命门、肾脏阳气衰弱则不但肾脏功能低下，而且常可导致下焦脏器以及全身许多脏腑和器官的功能低下。

用火针导入阳气，可直接温补壮大命门之火、肾中原阳，使肢体逆冷、腰膝酸软、肌肤不仁等症状得以改善；脾胃为中土，得阳气的温煦才能正常的消谷腐熟、转输运化，如果脾胃阳虚，不但可引起胃脘局部冷痛，而且还会出现水湿内停以及痰浊内壅的各种证候，出现渗出、脓疱等，火针以火热助脾胃的阳热，使诸证得除。

产生于肺，集于胸中的宗气是人体血气运行的原动力，肺主皮毛，如果宗气虚弱，则胸阳不振、肺失宣降，气机不畅，皮肤毛发会出现病症，火针的阳热可助宗气循血脉、行呼吸使上述病症得以缓解；行于经脉的经气是一种化源于命门的阳气，如果经气不足或经脉不通，则其所过之处失养而病，火针循经选穴可以激发经气，使经通气足而病除。

2. 生肌敛疮

是指火针具有促使新肉化生、生长，愈合疮口的作用。火针温热之性，可以激发人体的阳气，鼓舞主肌肉的脾脏的功能，促进新肉组织化生、生长。

3. 散寒除湿

是指火针具有疏散外寒、驱散内寒，温化痰湿的作用。火针具有针与灸的双重作用，既可开泻腠理，使外感的寒湿之邪从表而出，又可直接温助人体内在阳气，驱散内寒，使"阴霾四散"，属阴的痰湿之邪，得火热之行，不除而自化。所以经常用治"风寒湿三气杂而为痹"之证。身体各种类型痹证都可用火针治之，尤其是沉寒痼冷、寒痰瘀血凝滞而成的痼疾，火针常有奇效。

4. 祛风止痒

是指火针具有疏散外风、熄灭内风，行血止痒的作用。中医认为"风动则痒"即痒是一种风动的表现，而引起痒的风既可来源于外风，又可来源于体内的血虚风燥。火针依其开门祛邪之功，可直接疏泄腠理，使风邪从表而出，又可借其温热之性，使血得热而行，血循正常，体表腠理得养而燥除风熄，痒自停。火针的这一作用，可用治各种以痒为主症的皮肤病。无论新病久病，火针均有不同程度的止痒效果，这种效果大都在针后1～2小时产生，持续2～3日，临床常用治风瘙痒、牛皮癣、湿疮等。

5. 祛瘀除腐排脓

是指火针具有祛除瘀血、排除脓肿、去掉腐肉的作用。瘀血、痈脓、腐肉不但是病理性产物，而且是重要的致病因子，这些产物一旦产生，如果不能及时祛除，则直接影响疾病的恢复，而用火针。依其开门祛邪之功，可以很容易除去这些瘀血、痈脓、腐肉等，常常用于疖肿、痈疮等病症的治疗。

6. 散结消肿

是指火针具有消散癥瘕、积聚、痞块，祛除肿胀的作用。火针的这一作用可被广泛应用于人体各个部位、各种性质的肿块治疗，无论是生于体表，还是生在体内，无论是由于痰浊凝聚，水湿内停，气郁而结，还是瘀血内停，都可用火针加以消散排除。所以可用治疗脂瘤、痰核、血管瘤等。

7. 止痛缓急除麻木

止痛是指火针具有开通经脉，消除或缓解疼痛的作用。中医认为"不通则痛"或"失养而痛"，引起不通的原因，有外邪所袭，气滞不行，而更常见的有痰浊、瘀血、寒凝；引起失养的原因，有血虚、阴亏，而更为常见的是阳虚内寒，火针善化痰、祛瘀、温阳、散寒，故可用治各种痛证，尤其适宜于那些"久病入络"、寒痰瘀血凝滞的顽固性疼痛。

缓急除麻木是指火针具有缓解筋脉拘急，消除皮肤与肢体肌肉麻木、不知痛痒的作用。挛急、麻木均由血不养筋或血不能润养肌肤或阳气不能温煦所致。火针借火助阳，不但可以直接温煦局部，而且可以间接的推血运行，使筋脉肌肤得养，临床常用于治疗带状疱疹后遗神经痛等症。

8. 清热泻火解毒

火性属阳，阳可升散，开泻畅达，而火针疗法有引气和发散之功，温通之性强而力量集中，能直达肌肤筋肉，因而可使火热毒邪外散，引热外达，清热解毒，即"以热引热""火郁发之"。火针治热证，通过灼烙人体腧穴腠理而开启经脉脉络之外门，给贼邪出路，达到开门驱邪之功，加上火针本身针身较普通针灸针粗，借助火力，出针后针孔不会马上闭合，使有形之邪可以直接排出体外，使邪毒得清。正如《针灸聚英》云："盖火针大开其针孔，不塞其门，风邪从此而出"；"若风寒湿之气在于经络不出者，宜用火针以外发其邪"，火针治疗后机体都留下针眼，可使邪气从针孔而出，达到邪去正安的效果，临床常用于治疗蛇串疮、白疕等病证。

2

技法篇

第三章 **3** 操作常规

第一节　针具

　　火针是一种传统的针灸疗法，历史悠久。火针疗法的特殊性决定了火针针具在整个治疗过程中的重要地位，由于火针刺法是在针体烧红的状态下适用，所以对火针针具材料的选择有着严格的要求，否则施术中不但影响治疗效果，给患者带来不必要的痛苦，还会产生极大的安全隐患。

　　历代医家的火针针具均用特殊金属制造。《针灸聚英》记载："世之制火针者，皆用马衔铁……此针惟要久受火气，铁熟不生为上"。说明当时金属材料制造已经比较成熟，但工艺水平尚不高。随着科学技术的不断发展，材质的不断提高，工艺的不断改善，到近代使用能耐高温的钨合金，制作工艺上得到了广泛的发展。这类特制金属材质火针储热好、散热慢，热力更为集中，治疗效果更好。

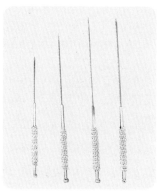

图3-1-1

一、按针具粗细分类

有粗火针、中粗火针、细火针和毫火针（纤细火针）。（图3-1-1）

（一）粗火针

直径为0.6mm或更粗的火针。主要用于针刺病灶部位，如囊肿、各种结节等。

（二）中粗火针

直径为0.5mm的火针。适用范围比较广泛，除面部穴位及肌肉较少的部位外，其他穴位或部位皆可采用中粗火针治疗。包括四肢、躯干等部位。

（三）细火针

直径为0.3~0.4mm的火针，属细火针。主要用于头面部和其他肌肉较薄部位，老人、儿童以及体质虚弱的患者均宜用细火针。

（四）毫火针

即纤细火针。直径在0.25~0.35mm，形同28号（φ0.38mm）至33号（φ0.26mm）的毫针。可用于身体包括脸面等各个部位，擅长用于穴位的留针。毫火针治疗面瘫、面肌痉挛、三叉神经痛及美容，疗效甚好。

二、按火针针体分类

有直线型火针、非直线型火针两种。

（一）直线型火针

粗细有别，主要用于体内腧穴。

（二）非直线型火针

　　包括曲形火针、环形火针、钩形火针、扁平形火针等。主要用于体表的烙割破放及美容等。九针中的铍针，属扁平型火针。前端呈剑状，顶端与两边为锋利的刃口，使用时将锋尖烧红，然后对病变部位进行灼割。主要用于灼割疣赘、息肉、皮肤瘤及切开引流、排脓放血等。

三、按针尖分类

　　有圆尖火针、非圆尖火针、单头火针、多头火针。平头火针、三棱火针为非圆尖火针；三头火针、五头火针为多头火针。主要用于皮上的病灶及美容去痣斑等。（图3-1-2）

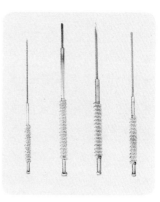

图3-1-2

四、按针具材质分类

　　有钨锰合金火针、铁铬合金火

针、钼金属火针、不锈钢火针、铜火针和特质金属火针等。

钨锰合金、铁铬合金、钼金属，这三种材质有一个共性，耐火烧，温度可达800多度。高温之下坚挺不弯，硬度强、不蚀不剥，不退火、不易变形、不易折、经久耐用，利于临床使用。但其导热系数大，热传导能力强，所以针体要有良好的隔热手段。同时，由于其导热能力强，其散热也快，容易散失热量，所以烧针之后，动作稍一迟缓，针体就会丢失热量，不但造成受针者疼痛，影响临床效果，还容易造成人体伤害。

不锈钢火针经火烧过之时退火，变色，变软，且针体剥蚀易弯，不利于临床的使用。因此，不锈钢只能制作较为粗长的火针。

特制金属材质的导热能力，不像钨锰金属那样迅速，因此这种火针储热好，散热慢，相对来讲，比钨锰材料制作的火针热力不易丢失，且更为集中，治疗效果更好。铜材火针因其质软不挺，现已废弃不用。

五、按加热形式分类

有用火加热的火针、用电加热的火针和激光火针。不管是使用什么物质引发的火源，油也好，酒精也好，燃气也好，凡用火源形式加热的火针均为用火加热火针。

用电源加热，要注意把电火针与电热针加以区分。电火针的特性是首先对针体加热至500℃以上，然后进针。电热针的特性是首先进针，然后对针体进行加热，温度一般在30～60℃。

电热针仪的温度为稳定可调，用于穴位上的操作，为先将针刺入穴内，再进行通电以调节针的温度，并于体内留针一定的时间。其加温方法，或是将一组（对）导线分别接在刺入穴内针的针柄和针根部位后通电，或是为正负极两根或多根的组式电针，接线后通电。其温度均控制在患者能耐受为准。有的电热针在进针前加大电流，使针体颜色变红，温度达500℃，也可当作火针使用，对皮上的病灶进行点灼治疗。直热式耳电火针，掌上仪器，体积小巧，使用方便，操作简单，临床效果非常好。是专门用于耳内和口腔内的火针，善用耳穴和治疗牙髓炎、咽炎等症，可与耳穴探测仪、耳穴火针导针器配合使用。

激光火针疗法的治疗思路是巧妙地通过机体对激光烧灼穴位引起的应激反应，来改变病变关节对抗原–抗体复合物的免疫耐受状态，因而疗效较好。激光火针疗法是传统火针与现代高科技成果的有机结合，它集瘢痕灸、火针的优势于一身，而避其短，加之激光本身就具有消炎止痛的生物效应，所以疗效优于传统火针，而且患者无恐惧感，但术后皮肤易留下瘢痕。

六、按使用方法分类

有手动刺入的火针、机械刺入的火针。弹簧火针是机械刺入火针的一种，具有进针迅速，易于掌握深度的特点。

七、按手柄隔热分类

有木柄火针、网状金属火针即盘龙火针、钳夹火针。钳夹持火针，是针灸专家周楣声老先生用普通大头针作为火针的一种代灸针法。具体操作是用血管钳夹住大头针尾部不得晃动，在酒精灯上将针尖烧红发亮，对准相应穴位，垂直刺入1mm左右，一刺即去。对同一穴位可点3~5下，呈三角形或梅花形，点和点之间不互相重叠。该法实为灼刺法，分为点刺和顿刺（又称按刺）两种，根据病情具体选用。多用于头皮、关节等皮下组织薄少之处。钳夹持火针的针，还可用外科直缝皮三角针。

八、按针体伸缩分类

有针体固定式的火针和针体活动吞吐伸缩式的火针。伸缩式的火针可以根据临床的需要、烧针的长短，以确定针体的伸出长度。这样有利于刺入时针体的坚挺和穴位刺入深度的准确。

九、按内外治用法的分类

有用于皮下和皮上的火针。用于皮下的火针，主要是直形针，刺入穴内。用于皮上的火针，主要有曲形针、环形针、扁片等异形针等，进行皮上的烙割。

十、按使用次数分类

有一次性火针、多次性火针。毫火针是一次性火针。对多次性使用火针，由于反复使用，需要随时养护。每次用过的针，养护时先用酒精灯烧一下消毒，然后再用最细的砂纸或砂布或研磨膏等来清理针体上的氧化层等附着物。对于变形了的针体，要恢复原形，随时保持针体的光洁度与干净无菌无毒。

十一、按专用与非专用分类

有专用火针针具、替代火针针具和辅助性火针导针器具。

缝衣针、普通大头针、外科直缝皮三角针、注射器6号针头等，均属于替代用火针。对特殊部位，如耳穴的刺针，则需要依赖导针器具（耳穴火针导针器）来隔挡障碍，顺利刺针。

专用火针针具，有师怀堂改革的"新九针"，其中火针包括六种型号，即细火针、中粗火针、粗火针、三头火针、火鍉针、火钗针。有贺普仁倡导的五针。贺氏所创"三通法"中之温通，是以火针为主，根据临床需要，从材料、造型、规格等方面对火针进行了创新。火针所用材料是钨锰合金钢，根据不同规格和形状及治疗用途分为粗、中粗、细、平头、三头五种火针：粗火针直径1.1mm或更粗，中粗火针直径0.8mm，细火针直径0.5mm，各针针身长4cm，盘龙针柄长4cm，针尖呈鼠尾型；平头火针直径3mm，针身长4cm，盘龙针柄长6cm，针尖为光滑的平面；多头火针，为三针缠为一体，每针直径0.8mm，针身长4cm，盘龙针柄长5cm。

有耳穴火针。分粗、细、平头三种，直径分别为0.8mm、0.5mm和1.2mm，长度均为35mm，木柄，铝铁铬三种合金材质制成，与耳穴火针导针器配合使用。

我们在平时的临床实践中发现，与盘龙火针相比，1ml蓝心注射器的针头在临床中具有取材方便、价格低廉、操作方便等优点，在基层更容易开展。（图3-1-3）

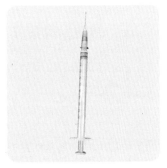

图3-1-3

火针针具的选择，主要取决于不同病症的辨证治疗，火针针体的粗细、长短时控制刺激量的主要手段。针体越粗、针刺越深，刺激量就越大，反之亦然。火针的各种刺法，因治疗目的各不相同，治疗效果的去向也不相同，所以使用的针具也因病而异。

火针针具的选择基本原则就是控制火针刺激量的大小和不同的治疗取向。不同的病症、不同的体质、不同的针刺部位及不同的针刺手法，需要不同规格的针具。我们在选择火针针具的时候，务必根据针刺的实际情况合理选择，体现辨证施治的原则。根据火针的基本功能和功效，科学的选择针具，是火针施术者的基本功。

第二节　辅助工具

火针疗法需要一些辅助工具，一盏酒精灯或是夹持酒精棉球止血钳以备烧针之用，以及干棉球和打火机，刺手持针，押手持酒精灯或止血钳，酒精灯内酒精不宜过满，以免酒精溢出发生意外。（图3-2-1、图3-2-2、图3-2-3）

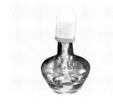 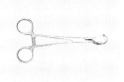 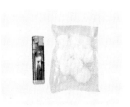

图3-2-1　酒精灯　　　图3-2-2　止血钳酒精棉　　图3-2-3　打火机、酒精棉

第三节　操作方法

火针疗法因针具不同，操作方法也有所区别，大致可分为操作前、操作中、操作后和施术注意事项等。

一、操作前

（一）物品准备

治疗盘、1ml注射器、0.5%碘伏、棉签、免洗手消毒液、酒精灯、打火机等。

1. 火针针具的选择

火针针具的选择依据辨证施治的治疗原则，不同的病症、不同的体质、不同的针刺部位及不同的针刺手法，需要不同规格的针具。其次也可以根据火针施术者的操作习惯去选择针具，所以没有统一的标准。从安全的角度考虑，不论选择何种针具，火针本身的结构及针体、针尖的表面形态，都有一定的要求，以保证火针施术的安全，因火针针体及针尖需要在火上烧红，快速刺入机体病快速出针，所以要求针尖必须圆利，无倒钩及弯曲；针体光滑无锈蚀；针柄与针体连接牢固无松动。

2. 烧针工具的选择

火针的烧针，是将针具烧红的过程，一般用酒精灯作为火源加热针体，也可以选用酒精棉球点燃代替酒精灯，不论用哪一种，安全放在第一位。因为在操作过程中，要求烧红的火针要红着进针，操作时必须近距离接触患者，为了避免烫伤，酒精灯内的酒精不能装太满，装一半即可，操作过程中应牢牢的抓紧酒精灯，不能松手火针放置于治疗床上。

使用酒精棉球时更应注意安全

1 ▷ 棉球尽量做圆，揉搓结实；

2 ▷ 止血钳夹持棉球要牢固，避免燃烧时脱落；

3 ▷ 使用95%酒精，保证燃烧充分，燃烧时火力集中；

4 ▷ 棉球蘸酒精时，量要适度，蘸取酒精后，应在装酒精的缸壁上挤压一下，挤掉过多的酒精，避免燃烧过程中滴下的酒精烧伤患者皮肤或者点燃治疗室内物品；

5 ▷ 棉球燃尽，需要再次蘸取酒精时，应保证酒精棉球完全熄灭，然后在酒精中来回晃动几次，冲刷掉棉球表面的灰烬，拿出时应在装酒精的缸壁上挤压一下，如此循环，至酒精棉球不能满足治疗需要，换新的酒精棉球。

也可根据针具的不同选择不同的加热方式，比如电火针。不论何种烧针工具，都要是在保证安全操作的前提下，根据治疗的需求及施术者的操作习惯去选择。

（二）操作人员与患者准备

穿戴整洁，并戴口罩至床旁核对患者信息。做好解释，取得患者配合。协助患者选择好治疗体位，暴露治疗部位，操作人员手部消毒，然后用 0.5%碘伏消毒皮损局部。

1. 治疗体位的选择

火针施术过程中对患者及施术者都有严格的要求。对于患者来说，舒适 稳定的针刺体位可有效缓解紧张心理，有利于治疗的进行，避免晕针、滞针的发生；对于施术者来说，因操作过程中要求进针稳、准、快，所以注意力要高度集中，也要保证体位的舒适来保证体力，进而保证治疗的准确度和治疗质量。所以操作前施术者一定要要求患者选择合适的体位，充分暴露皮损部位，利于施术者操作，切勿匆忙施针。一般取仰卧位、俯卧位、侧卧位、俯坐卧位等。（图3-3-1、图3-3-2、图3-3-3、图3-3-4）

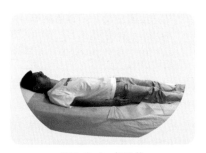

图3-3-1　仰卧位

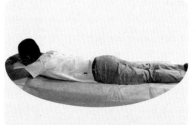

图3-3-2　俯卧位

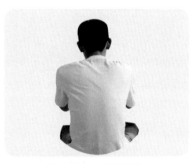

图3-3-3　俯坐卧位

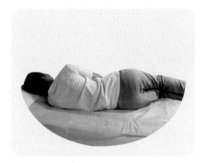

图3-3-4　侧卧位

2. 针刺部位的选择

依据病情需要，可选取腧穴、血络、体表病灶（阿是穴）或病灶周围，可以在选定的针刺部位上做上标记，充分暴露皮损，操作时要眼疾手快，确保针刺的准确性。

3. 施术环境的要求

一般的诊室条件即可，但需要注意的是一定要避风，如果有空气流动则烧针的火焰不稳定，会影响针刺效果，另外就是要保护好患者的隐私。

4. 消毒

❶ 操作者消毒

医者双手应先用医用洗手液清洗干净，再用75%酒精棉球擦拭，或者用免洗手消毒液消毒

❷ 针刺部位消毒

定位后，用75%的酒精棉签或者碘伏棉球在针刺部位消毒

❸ 火针针具的消毒

针具消毒是避免针孔感染的必要手段，消毒方式：点燃酒精灯，从针根沿针体到针尖连续移动烧红，对操作前针体进行消毒。

二、操作中

（一）持针

持针方式如握笔姿势，要注意做到用腕部力量。（图3-3-5）

一般以拇、食、中三指持针，形似手握毛笔，却不是手握毛笔之法。手持火针，虚拿轻捏，力不在指上，虚掌空屈，不紧不松，这样持针，为的是刺入碰到硬物时，针柄可从指间滑脱，避免针下硬物致使针弯伤

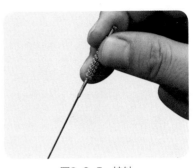

图3-3-5　持针

人。掌心对向怀中，与胸保持一定距离，犹如虚怀空抱。掌腕要僵直，肘尖略抬，使肘臂悬空，为的是力从腕出，以肘为轴，顺势就劲，垂直而下，力取自然。速刺时，腕力要均匀直下，针不斜发。切不可甩腕，切不可使用暴力。此乃火针持针入穴基本之法。

其要点如下：①手指实：意思是手指皆需确实地压在针柄上稳固的持着。用力太大则针易折，用力太小则针易脱手；②手心虚：意思是手掌心不需绷得太紧，适度并足以灵活运针即可；③手背圆：是形容持针时，手掌背圆弧且上竖的样子（不需硬将手背托圆，适度足以让手指灵活即可）。

持针姿势如握笔姿势，要注意做到指实掌虚，腕部需灵活有力。

（二）操作步骤

火针操作步骤分为烧针、进针和出针，是火针刺法的精髓所在。

1. 烧针

消毒完毕，左手持酒精灯，点火后靠近所需针刺部位，右手以握笔式持针，针尖及针体前部与火焰呈锐角在外焰上加热，并可微微移动针体，加热自针身到针尖，以通红为度，不红则无效。（图3-3-6）

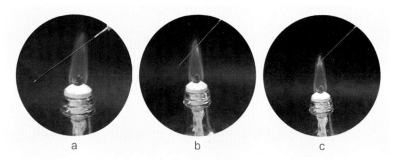

图3-3-6　烧针

2. 进针

进针的关键是稳、准、快。针体烧红后，迅速准确的刺入针刺部位，这就要求操作者要有一定的指力和腕力，进针角度以垂直刺入为多，进针深度由针刺部位、病情性质、体质差异等多方面因素决定。四肢、腰腹部针刺稍深，可刺0.2～0.5寸，面部、胸背部宜浅刺，可刺0.1～0.2寸深，肥胖者宜深刺，瘦弱者宜浅刺。

3. 出针

针刺后迅速出针，不留针。

此过程中应密切观察患者生命体征变化，预防晕针、滞针、断针等各种意外的发生。

三、操作后

（一）针孔处理

针刺后应用无菌干棉球按压片刻，这样可以促进针孔的愈合，也可以减轻患者的疼痛感，如果针孔有渗出物或出血，也必须用无菌干棉球擦拭按压，避免针孔感染，如针脓肿，出脓务尽，然后包扎。

（二）消毒针具

施术完成后要对火针针具再次进行消毒，目的是避免因针体引起的交叉感染，方法同针刺前针具消毒一样。

（三）针刺后医嘱

火针的针孔是微创烫伤引起，稍有不慎容易造成感染，因此火针施术后的针孔护理尤为重要。火针针刺后须向患者交代以下内容。

1 > 火针完毕后的正常反应为针后当天针孔发红，或者针孔有红色丘疹高出皮肤，甚至有些患者针孔处会有瘙痒不适，嘱患者不必担心，这是机体对火针的一种正常反应。数天后可自行消失，不需要特殊处理。

2 > 针孔瘙痒不适或局部呈现红晕或红肿未能完全消失时，应注意不能搔抓。

3 > 火针治疗后24小时内不要沾水，保护针孔，以免感染，火针治疗期间忌食生冷。

4 > 如果出现感染症状应及时就医。

（四）操作完毕，清理用物，归还原处。

第四节 练针方法

在火针治疗中，要使针刺得气，针刺时患者的痛苦少，需要把握"红""准""快"这三点，这也是火针疗法的关键。所谓"红"与"准"分别是针对火针本身与针刺者的操作而言，即"针要烧红快，手刺须准稳"，两者结合，在火针疗法和针刺得气中起着提纲挈领的作用，同时这也是火针难以运用自如的关键之一，所以要想火针应用自如，在施针前必须勤加练习，熟而生巧。要做到"针要烧红快，手刺须准稳"，火针练习可从以练心、练烧针、练刺准三个方面来练习。

（一）练心

指在应用火针前，首先要树立火针治病的信心，具有不畏针、不惧怕火针的心理。另外，通过练心使意坚性缓，使下针时手稳。《针灸聚英》："火针甚难，须有临阵之将心，方可行针"。即是指施行火针时不能心惧手软，未下针心中先惧怕几分，那么针就很难刺入、刺准；另外，应由有经验的医生在自己身上点刺火针，体验火针，如果自己畏惧火针，最好不要施术于人。

临床火针操作，常常"针红催人"，但人不能性情急躁，针法要求"速进疾出"，但操作却不能"疾完速了"，要有几分耐性，从取穴到烧针、到刺入、再到退针，都要四平八稳。只有不急不躁，才能保证火针疗法的安全与疗效。

（二）练烧针

是指练用火将针烧到最红、最热的方法，同时练观色测温法。《针灸大成·火针》中说："火针即粹刺……灯上烧，令通红，用方有功。若不红，不能去病，反损于人。"可见"火"与"针"是火针疗法的物质基础，所以烧针是火针操作的关键环节。在练习的过程中，观察针体处于火的外焰，因外焰的温度最高，可使针体迅速红透；同时要仔细观察烧针过程中火针颜色的变化，一般针体通红并发白温度最高，应练习如何使颜色达此，并反复练习。

烧得红透的针，在临床上有其特点，即进针时则针不弯，入皮时则人不痛，出针时也顺利，不黏针，不滞针，轻快滑利，无痛感。出针后，针孔与周围皮肤基本平整无突起，局部微红，仅有短暂的微痒，甚或不痒。烧得红透的针，在接触人体皮肤的一瞬间是通红色的，热量十足，所以穿透力特别强，刺入穴位时阻力非常小，这样就缩短了进针的时间，减少了患者灼刺的痛苦，保证了穴位经气的激发，保证了通经活络的热力，及对机体组织产生的无菌性损伤刺激，从而改善了机体组织状态，使之向良性发展。针若未烧得红透，或热量不足，针若刺入皮下，则进针涩滞，痛感强烈。出针时则黏针，针体与紧黏着的皮肤一同拔起，形成白色小丘，日后会出现非正常的生理反应：小丘由白而渐发红、高突、痛痒难忍。针若未入皮下，则针体弯曲，烙伤皮肤。

另外，临床可以通过针孔情况了解烧针是否红透。烧透的火针刺入时，有一完整的小孔，孔内有时稍有一点点无色体液溢出，日后无痕，且皮肤状态也容易早恢复。凡所刺针孔处见起一小丘或痛感剧烈，均为烧针功夫不到，火力不足，针体没有烧透，或刺针时动作迟疑缓慢，针体散失热量而强刺所致。

（三）练准确度

火针针刺要求准确刺入部位，并深浅适当，深则反伤经络，浅则治病无功。因此，施术前必须反复练习。

❶ 指力腕力练习

拇指、中指、食指合拢，成持针状，尽量捏紧，手腕略背伸，以肘为轴，屈伸前臂，以臂带腕，以腕带指击中目标，反复练习。

❷ 持针练习

可取报纸若干，装订一起，挂于墙上，高低与眼睛水平，距离胸前一尺，前法持针，选中报纸上的某个字快速刺中，反复练习。选择目标时可先选大字，逐渐选择小字，准确率可达80%以上时，再进行下一阶段练习。

❸ 烧针练习

可取土豆一枚，左手持火，右手烧针，达通红后，迅速刺入某点，达到一定深度。

❹ 自身练习

进行了上述阶段练习后，用细火针在自身点刺穴位所在，体验针感。经过以上阶段练习后，方可施针于患者，并在以后的过程中，反复练习，才能操作熟练。

第五节　取穴方法

火针疗法临床治疗皮肤病主要以阿是穴为主，即皮损部位，可配合循经取穴。

一、以皮损性质定腧

以皮损定腧是根据皮损的类型，确定火针治疗的部位或腧穴，根据火针治疗的适应证，可概括为以下几种类型。

（一）肿块类皮损

是指那些分布在体表或体内，以局部肿块为主要体征的一类皮损。根据肿物结构的不同，可分为实质性肿物、囊性肿物、脓性肿物以及弥散性水肿等。

❶ 实质性肿物

可根据肿物位于体表、体内的不同分别选穴。生长于体表者，大都选择肿物基底部为穴，根据肿物大小，分别取基底上、下、左、右各四穴，与肿物中心一穴。如系体表蒂肿物，则选其基底部断其蒂。如果皮下，在体表可以触及者，则直接选肿块部位。

❷ 囊性肿物

对于体内囊性肿物选穴如同实质性肿物。体表可见的囊性种物则选囊肿低垂处为穴，用粗火针或三棱针，刺入囊腔，挤压排出囊液，并破坏囊壁，加压包扎。

❸ 脓性肿物

此类肿物往往发展有一过程，早期未成脓者可直取肿物之上为腧，直刺肿物。如已成脓，则应选脓肿低垂处为穴，用火针排脓。如皮肤疖肿，初期常选择肿块之上，直刺肿块，如已成脓则选择低垂部用火针烙割排脓。

❹ 弥漫性肿胀

此病病变部位广泛，肿胀弥散，可沿肿胀部位，散在选择有关经穴，奇穴。如湿疹急性期手足肿胀，可选择八邪、八风等。

（二）溃疡类皮损

溃疡早期多选溃疡周边为穴，圈刺溃疡。如溃疡周边疼痛减轻，其中肌肉红活，则选溃疡面上若干点为穴。

其他类型皮损则主要选取病灶局部为穴。即于病灶局部皮损之上选用不同的针具及针刺手法进行治疗，可根据疾病的性质及皮损的特点循经取穴。总之，皮损性质定腧以选取病灶局部穴位为主。

二、依皮损部位定腧

孔口、腔道、毛孔部位皮损：选择其孔口为穴，刺入其中，并选择孔口周边若干点，向孔口中心刺，如腋臭选择发病的大汗腺孔为主穴，再于腺孔旁选2～4点为配穴。

三、以痛定腧

以痛定腧，就是选取病变阿是穴。病变阿是穴以痛点为多，还有移痛点、异物点等。

局部压痛点

许多病变都可在其局部寻找到压痛点。注意在寻找压痛点时，按压指力要均匀，要反复对照，仔细观察患者反应，寻找其中最明显的若干个作为进针穴位。并注意肌肉、肌腱的起止部是压痛点的好发部位。

远端压痛点

许多病变不但在局部，而且在远端也有反映其病变的压痛点。这些压痛点往往是缓解病变的有效点。如肩关节病变反映在阴陵泉穴下1寸左右的压痛点；肠痈于足三里下的压痛点等。

局部的动痛点

即关节运动到某一个位置时，所出现的痛点。常要反复活动后确立，固定好体位后选用。对于关节的功能活动有治疗作用。

移痛点

局部压痛点、动痛点相对应的健侧部位，常常具有移痛止疼的作用。所以用其为腧。

局部异物点

即选取病变局部或背部异物为腧。在病变的局部或背部寻找皮下的结节、痣点、条索状物等作为刺激点。

总之以痛为腧，是火针选穴的重要取穴法之一，临床应用时不要仅局限在局部压痛点；同时要注意反复比较，以求准确。

四、以经定腧

以经定腧是指按照经脉循行，以及经脉与脏腑关系，以及病因学原理等来选取相关腧穴之法。它是火针疗法选取远端穴位的主要方法之一，是"病腧""痛腧"的主要辅助穴。

1. 以病定经	即根据疾病类别、性质选取有关远端穴。如全身瘙痒症，据病取曲池、中脘、膈俞、风市、血海等。
2. 以因定经	即根据病变的病因、病机选取有关腧穴。如瘾疹，皮疹发无定所，其因为风邪盛，取祛风之风府、风市为穴。
3. 以部位定经	即根据病变的部位，选取经过病灶的有关经脉的远端穴。

火针选穴之法，是根据火针的作用原理、治疗特点而归结的。其中以皮损定腧是其主法，以痛定腧、以经定腧是其辅。临床选择常常三法参合用之，相得益彰。

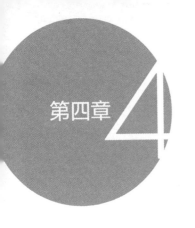

火针刺法

第四章 **4**

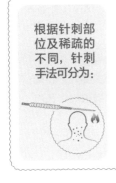

根据针刺部位及稀疏的不同，针刺手法可分为：

1 > 点刺法 2 > 散刺法 3 > 密刺法

4 > 围刺法 5 > 烙熨法 6 > 割治法等

一、点刺法

根据临床症状和辨证归经，在经络上选择一定的穴位施以火针，或者在病灶部位寻找最明显的压痛点，在"阿是穴"上施以火针，都属于点刺法。经穴刺法是通过火针对经穴的刺激来温通经脉，行气活血，扶正祛邪，平衡阴阳，调节脏腑功能。使用针具以细火针或中粗火针为宜，针刺深度以浅刺为主。"阿是穴"是局部经气不通、气血阻滞的反应点，以火针刺激可以使局部经脉通畅，气血运行，可选择中粗火针，进针稍深一些。

二、散刺法

将火针在体表病灶上施以多针疏散刺激的方法，通过火针的温热作用，温阳益气，从而改善局部气血运行，使经络通畅，达到缓解麻木、治疗瘙痒、定痉止痛的功效。散刺法针距1.5～2cm，选用细火针，进针较浅。

三、密刺法

将火针在体表病灶上施以多针密集刺激的方法，此法借助火针的热力，改变局部气血运行，促进病灶处组织代谢，以缓解病症。主要适用于增生、角化的皮肤病如神经性皮炎等。针距1cm左右，依病情轻重而定，病重则稍密，病轻则稍疏，皮损厚、硬，选用粗火针，反之则用中粗火针。针刺深度以刚接触到正常组织为好。

四、围刺法

是将火针围绕体表病灶周围施以多针刺激的方法，针刺点在病灶与正常皮肤交界处。在病灶周围施以火针可以温通经脉，改善局部气血循环，促进组织再生，围刺法选用针具为中粗火针，针间距为1～1.5cm，针刺深度视病灶深浅而定。

五、刺络法

用火针刺入体表血液瘀滞的血络，放出适量血液的方法。常用来治疗静脉曲张和丹毒。

六、烙熨法

在施术部位表面轻而稍慢地烙熨，多采用平头火针，用于色素痣、老年斑、扁平疣等疾病的治疗。

七、割治法

用于治疗体表有蒂的较大赘生物，多使用中粗或三棱火针。用止血钳或镊子夹住赘生物顶端，使根部充分暴露，将针尖烧红后在蒂部迅速割治，勿伤及周围正常皮肤组织，用于治疗丝状疣、皮肤软纤维瘤等。

在临床实践中，火针的刺法根据针具的不同还有很多不同的分类方法，施术者应根据患者病情、年龄、体质、性别、针刺部位的不同，选择相应的针具及针刺手法。

第五章 5 操作中的要领

一、针刺部位

为了最大限度地发挥火针疗法的特色，提高治疗效果，针刺部位的选择应遵循《灵枢·经筋》"以痛为腧"的取穴原则，火针疗法临床治疗皮肤病主要以阿是穴为主，即皮损部位，将火针针刺点选择在局部病灶或病灶周围。

二、针刺角度

火针针刺以直刺为主，斜刺为辅，如在针刺囊肿、腧穴、阳性点等多采用直刺，垂直刺入，垂直出针。针刺病灶时除直刺外，可以辅以斜刺，为的是达到病所，不过斜刺的角度在60°以上，不宜平刺。

三、针刺深度

"刺有深浅，烙有割熨"，此为对火针针法的高度概括。

针刺的深度，是对火针刺入皮下后的具体操作要求。在针刺操作过程中，掌握正确的针刺深度，是发挥针刺效应、提高针治疗效、防止针刺意外发生的重要环节。取穴的正确性，不仅指其皮肤表面的位置，还必须与正确的针刺深度结合起来，才能发挥腧穴的治疗作用。对于临床医生来说，针刺操作的熟练程度，是与其能否恰当地掌握好针刺的深度密切相关的。火针针效的事半功倍，很大程度在于深度，保证刺入深度正确也是火针基本要求"准"的一个方面。

火针进针深度，古代医学文献中多有记载，然而确切深度却从来没有明说。如《针灸资生经》中有"用火针微微频刺"，"微微"则"轻轻"，"轻轻"则"浅浅"，"浅浅"则针下勿深。《针灸聚英》中有"切忌过深，深则反伤经络。不可太浅，浅则治病无功，但消息取中也。"《针灸大成·火针》中也说：刺针"切忌太深，恐伤经络，太浅不能去病，惟消息取中耳"。

火针刺入的深浅不能套用对毫针的要求。火针有自己的原则。火针凭借火力，一针之下，温通经络，激发经气，推动气血，故火针不以有无气至定深浅，不以手法定深浅，唯一考虑的就是针下不伤及组织器官即可。

火针刺入的深浅，主要是以机体的状况所决定的，这个机体状况，指的是生理部位肌肉的丰薄，血管神经潜伏的位置，病灶的深浅，也就是说火针是以病位定深浅，要求既能劫部，又不伤皮肉为佳。当然火针的粗细，也是确定刺入深浅的重要因素之一。细针深进，粗针浅入，粗细火针的这种变化目的，一是为了使所带热量应相当；二是针眼开口所需要，如放脓引流等。

在具体针刺中，由于患者的病情、体质、体型、皮损分布部位不同等原因，针刺深度变化很大，不能指定同意的针刺深度。所以火针的针刺深度应以毫针的刺激深度为基本原则，凡毫针不得深刺之部位，火针都不得深刺之。皮肤病多以病灶局部基底为度，囊性皮损以刺破囊壁有落空感为度。同时在火针治疗的实践中反复领悟火针"中病"时的手感，来判断针刺深度的正确与否。

四、针刺距离

在密刺法、散刺法中因病灶大小、体质强弱等因素火针针刺距离变化很大，很难精确表述。我们认为针刺距离的大小是相对而言，病灶较大时，密刺或散刺的针距都应较大；相反，病灶较小时，密刺或散刺的针距都应较小。不同体质的患者针刺时，视其体质强弱针刺距离也应有所变化，同一种刺法在不同情况下，针刺距离是不相同的。从临床实际来看，大致定为1cm以上为散刺，1cm以下为密刺。火针针刺对人体肌肤有一个微烫伤的过程，出针后，针眼周围会有一红晕，可以以红晕为间距进行针刺。

五、刺激量的控制

火针刺激量的合理控制，是火针治疗取得最佳治疗效果的关键点之一。刺激量太小不能取得好的疗效，刺激量太大，不仅给患者带来不必要的痛苦，还容易形成瘢痕，影响火针刺激量的因素有以下四个。

❶ 针具的粗细：针具越粗，刺激量越大；
❷ 针刺的深浅：深刺越深，刺激量越大；
❸ 烧针的程度：烧针越红，刺激量越大；
❹ 针刺的密度：针刺越密，刺激量越大。

在火针施术过程中应根据患者病情、皮损的性质、部位及患者的耐受程度，巧妙地运用四者的关系，是取得最佳疗效的关键，体质壮实、皮损肥厚、位于躯干四肢且耐受性较好的患者宜强刺激，体质羸弱，皮损位于面部、乳房、外阴等薄嫩部位时宜轻刺激。以患者能耐受为主要原则。

六、烧针温度的控制

《针灸大成·火针》中说："火针即焠刺……灯上烧，令通红，用方有功。若不红，不能去病，反损于人。"火针操作时，针体需要在火焰上烧至通红，并且红着进针才能保证治疗的效果。烧针时针尖及针体前部与火焰呈锐角在外焰上加热，并可微微移动针体，加热自针身到针尖，以通红为度，快速进针及出针。针具材质不同，烧至通红时温度不一样，波动于500～1200℃之间，但不论何种材质，操作时必须烧至通红方可进针。

七、施术间隔时间

关于火针治疗间隔时间，明代针灸医家高武在《针灸聚英》中记述孙思邈的话："凡下火针，须隔日一报之"意为火针治疗须隔日治疗一次。但在实践中火针治疗间隔不但取决于患者的病情，还与使用针具的粗细有一定的关系，其主要标志是针孔恢复的程度。正常情况下，使用较细直径的针具，火针针孔恢复24小时后，就可进行下一次的治疗。但如果使用较粗直径的针具，就应加长治疗间隔，以便针孔的恢复。如果针刺部位水肿，针孔有渗出物或是出血，针孔的恢复就会缓慢得多，针刺的间隔就会更长，甚至1周只治疗1～2次。因此，在治疗间隔上视病情及患者的体质而定。

第六章 注意事项和意外处理

第一节 注意事项及禁忌

一、注意事项：

（一）施术者注意事项：

❶ 首先应诊断明确，后选不同的腧穴，用本法治疗前，要做好病人思想工作，解除思想顾虑，消除紧张心理，取得病人配合，采取舒适体位，充分暴露治疗部位，然后方可进行治疗。

❷ 使用火针时，必须细心慎重，动作敏捷、准确，避开血管、肌腱、神经干及内脏器官，以防损伤。对于血管和主要神经分布部位慎用火针。为了尽量时针体携带更多的热量进入人体，火针施术过程极快，针刺时要胆大心细，掌握火针疗法的操作要点，即"红、准、快"三个环节。"红、准、快"是达到其治疗目的的关键，只有掌握了这三点，才算掌握了火针疗法的技巧。

"红"是指烧针时针体要烧红、烧透。强调针"红"的原因有二①针身烧通红后穿透力强，进针时阻力小，可缩短进针时间，减少患者痛苦；②针身烧红，温度越高，载有的热量越足，刺激量越强，疗效越好。

"准"即针刺部位及针刺深度要准确把握。进针准确与否决定着是否有疗效及疗效的大小。准则效佳，不准则效差。另一方面，火针疗法操作时是将烧红的针刺入人体特定穴位或部位的治疗方法，如果定位不准，易伤及皮损及穴位周围正常组织而对患者造成不必要的创伤。

"快"是指针体烧红后刺入人体的动作一定要快。动作快可以减少火针在人体停留的时间，减少针体对人体的灼烧，减轻患者的痛苦。做到"快"，需要注意两点：①将火源尽量靠近针刺部位进行烧针，缩短火针与火焰和皮损的距离；②熟练掌握基本功，特别是指力、腕力和全身力气的锻炼。

❸ 施术时应注意安全使用火源，防止烧伤或者火灾等情况的发生。

（二）患者注意事项

❶ 配合施术者操作，避免过度紧张，操作时应避免饱餐后或空腹时进行。

❷ 火针完毕后的正常反应为针后当天针孔发红，或者针孔有红色丘疹高出皮肤，甚至有些患者针孔处会有瘙痒不适，不必担心，这是机体对火针的一种正常反应。数天后可自行消失，不需要特殊处理；

❸ 针孔瘙痒不适或局部呈现红晕或红肿未能完全消失时，可拍打，应注意不能搔抓。

❹ 火针治疗后24小时内不要沾水，保护针孔，以免感染，火针治疗期间忌食生冷。

二、禁忌

火针的临床应用效果甚佳，但是也有许多值得注意之处，如下所述。

1 > 精神过于紧张、过饥、过饱、过劳及见血易晕者，以及大醉之人都应禁用火针。以防止出现晕针等不适症状，从而给患者造成不必要的痛苦。因此，只有待不适症状缓解后才可进行治疗。

2 > 在行火针治疗时，应问清患者的既往史，如患有糖尿病的患者，应禁用火针，因其针孔不易愈合，容易造成感染。严重高血压、冠心病、精神障碍、大失血及凝血机制障碍者禁用此法。

3 > 发热的病症，不宜用火针。夏季之时，火针治疗后，因针孔保护不利，易变生他证，因而提出，夏季"切忌妄行火针于两脚内及足"。

4 > 面部应用火针需慎重。古人认为，面部禁用火针。《针灸大成·火针》记载："人身诸处，皆可行火针，惟面上忌之"。因火针刺后，有可能遗留有小瘢痕，古人认为面部应禁用。临床除治疗面部痣和扁平疣外，一般面部不用火针。但如果在操作时选用细火针浅刺，则不仅可以治疗疾病，而且不会出现瘢痕。因此，面部禁用火针也不是绝对的。

5 > 对于打血管和主要神经分布部位亦不宜施用火针。人体的有些部位，如大血管、内脏以及主要的器官处，应禁用火针。

6 > 孕产妇、婴幼儿禁用。

第二节　意外情况处理及预防

一、疼痛

指火针操作时患者主观感觉疼痛明显。火针针刺时，因针身是烧红后疾进疾出，不会有剧烈的疼痛，一般针刺后局部轻微灼痛，很快消失。如果针刺时疼痛明显，应寻找疼痛原因。

（一）原因

1 火针烧针温度不够。

2 针具及针刺手法选择不适当。

3 操作不熟练，动作延缓。

4 出针后未及时按压处理。

5 患者疼痛阈低，不能耐受。

（二）处理

对于一般轻微的疼痛，不用特殊干预，疼痛可很快消失，可继续治疗；如果疼痛明显，难以忍受者，可暂停火针治疗，给予止痛处理，比如局部冰块冷敷、冷风吹、外用表面麻醉剂，必要时口服止痛药物治疗。

（三）预防

❶
烧针时必须待针体及针尖通红后再进针，如不红，则加重疼痛，注意烧针应在火焰的外焰，先烧针体，再烧针尖。

❷
依据患者皮损、部位的不同选择不同的针具及针刺手法。比如面部、皮肤菲薄的地方，宜使用细火针或者毫火针，浅刺，点刺或散刺，减少刺激量；可分批次治疗皮损，减少每次治疗持续的时间。

❸
进针速度要快，针、火源要尽量靠近患部，针尖指向进针部位，熟练火针操作步骤。

❹
出针后要快速用干棉球按压针眼，以减轻疼痛。

❺
对于疼痛阈较低的患者，可事先在火针操作区域涂抹表面麻醉剂，必要时暂停火针治疗。

二、感染

火针疗法本身就是一种局部轻度烫伤，针刺局部会出现小面积红肿，有轻微的瘙痒，有些人会有一些全身反应，如出现轻微的恶寒、发热等，属于正常现象，可自行消退，如果发生较为严重的红、肿、热、痛，及针眼周围出现脓疱，则为火针针刺的局部感染。

（一）原因

❶ 火针操作前局部消毒不严格。

❷ 针刺后使用污染的棉球按压针孔。

❸ 局部针孔搔抓感染。

❹ 针孔没有保持清洁、干燥，或针后24小时内淋浴。

❺ 未遵医嘱擅自在针孔处外涂油膏或贴敷膏药。

（二）处理

轻微的红肿疼痛不适，可不予特殊处理，待其再行消退，如果症状较严重，可使用火针局部针刺，酌情使用抗生素以抗感染治疗。

（三）预防

❶ 操作前常规消毒，针刺后用干净消毒棉球按压针孔。

❷ 针刺结束后局部小红肿伴轻度瘙痒为正常现象，切不可用手搔抓。

❸ 针刺后24小时内不要淋浴。

三、针刺时达不到预期的深度

指火针操作时，针刺位置过前，达不到预期的治疗目的。

原因

1　烧针时没有达到预定的高温，或离开或延后针体冷却太快，以致进针时针体温度过低。

2　病人心情紧张，致使局部肌肉痉挛。

3　选择针具不当，如肥厚粗糙皮损或囊肿型皮损，选择毫火针或细火针。

4　针体老化，针尖变顿，操作时阻力增减。

5　施术者指力不够，姿势不正确，或者施术者经验不足，不敢用力深刺。

（二）处理

做好安抚工作，调整操作方法，检查针具，重新来过。

（三）预防

❶ 做好术前宣教工作，消除患者紧张心理，畏针者，不要施诊。

❷ 根据皮损的特点和部位选择合适的针具，肥厚性及囊性皮损宜选择中粗或粗火针，增加刺激量。

❸ 注意烧针方式，待针尖、针体发红、发白时方可进针，并注意烧针时尽量接近针刺部位，针尖方向指向所刺部位。

❹ 注意针刺姿势，不要甩腕进针，进针时要针、指、前臂一体，以肘部为轴，屈伸前臂。引领腕、指、针行，进针迅速而稳准。

❺ 定期检查针具，老化、松动的针具应及时清理。

四、出血、血肿

一般情况下，火针治疗皮肤病不会出现出血现象，一些囊肿、血疱类的皮损，在治疗时会有少量血液，这种情况下出血属于正常现象，勿止，如果出血不止或出血量较多，需要积极处理。

原因

1 用三棱火针或者平头火针灼烙某些皮损时，操作过快会引起出血。

2 针刺过深或针尖带钩使皮肉受损。

3 解剖位置不熟悉，进针时没有避开血管。

（二）处理

① 安抚患者紧张情绪。

② 若微量的出血或小的血肿，局部小块青紫时，一般不必处理，可自行消退。

③ 如果不慎刺到动脉血管时，可用干棉球按压针孔以止血，一般5分钟左右即能止血。

④ 若局部疼痛肿胀较明显，青紫面积大且影响活动功能时，可先做冷敷，不要揉搓，待血止后再做热敷或在局部轻轻揉按，以促进局部瘀血消散吸收。

（三）预防

① 严格询问病史，对有血管病变者，应避开血管位置，有凝血机制障碍的出血性疾病患者，应避免火针操作。

② 熟悉解剖位置，火针操作时避开血管。

③ 针刺后注意观察，如局部出现肿胀，应及时用干棉球按压针孔10分钟。

④ 避免深刺。

五、晕针

指操作过程中患者出现突然发生的头晕、目眩、心慌、恶心，甚至晕厥现象。火针操作中发生晕针的现象并不多见，多属偶然因素所致。

（一）原因

❶ 体质虚弱、精神紧张。

❷ 饥饿、大汗、大泻之后。

❸ 穴位刺激过强，进针缓慢，烧针不够红，疼痛剧烈或1次行火针选穴过多。

❹ 体位不当。

❺ 环境因素：气候湿热天气，诊室中空气混浊、声音嘈杂。

❻ 既往有体位性低血压或神经管能症患者。

（二）处理

❶ 出现晕针后扶患者仰卧位，头低脚高，注意保暖，可给予温开水或糖水，仰卧片刻即可恢复正常。

❷ 症状严重者行吸氧、按照休克的抢救程序进行抢救。

预防

1 操作前查体及询问病史，体质虚弱、有体位性低血压或神经管能症患者不行火针治疗，空腹、过度劳累、胆怯的患者暂不要接受火针治疗。

2 做好操作前的宣教工作，消除患者紧张心理，取舒适体位。

3 针刺时可选择在远离患者视野部位针刺，使患者逐步适应，第一次针刺，穴位宜少，手法轻柔。

4 操作时动作要敏捷，注意操作要点，出针后用干棉球按压针眼片刻。

5 火针操作的治疗室，温度适宜，安静无嘈杂。

六、滞针

火针针刺出针时，针体与所刺部位组织涩滞在一起，以致出针不畅或针拔不出来。

（一）原因

温度不够

火针加热时温度不够，或火针于火焰上烧至通红，但离开火焰至刺入皮损部位中间间隔时间过长，使针体温度下降。

针具

针体过于老化，锋利度不够。

施术者操作问题

施术者操作问题：施术者指力、腕力不够，火针操作动作要领掌握不熟悉或者对人体解剖部位不熟悉，针刺过深，针体卡顿于关节间隙。

患者问题

操作时患者过度紧张或者因剧烈疼痛致使局部肌肉痉挛。

（二）处理

发生滞针时，对精神紧张着，可行言语安抚，嘱其放松或者在针刺部位周围行拍打或针刺以放松痉挛的肌肉以利于针体拔出，不可使用蛮力强行拔针；不可强行捻转针体；若因针体困顿者，更换针具。

（三）预防

❶ 火针操作前应与患者行充分沟通，讲解操作的目的及注意事

项，争取 患者的理解和配合，使患者摆舒适体位，操作中，患者紧张时，要做好安抚工作，必要时中途停顿，给患者一缓冲时间，操作手法要轻，针刺时掌握好刺激量，选择好针具、针刺手法及针刺深浅度，切忌盲目操作。

❷ 火针加热务必到针体通红，操作时可将火源尽量接近针刺部位，当烧红的针体离开火焰时要迅速地刺入穴位。

❸ 火针因反复加热烧灼，极易老化而影响操作，操作前要检查针具，对于老化、弯曲及松动的针具，应及时更换。

❹ 火针操作要求技巧性较强，施术者必须具备一定的指力和腕力才能得心应手，故指力和腕力的锻炼是很有必要的，应受凉掌握火针的操作规范。

❺ 熟悉人体局部解剖位置。

七、弯针、断针

指火针操作时，针刺在穴位中的针体，于皮下或体表发生弯曲或断裂。成为弯针、断针。

（一）原因

❶ 进针手法不熟练，没有使针、指、腕浑然一体。

❷ 针刺过猛、手法过重，患者突然产生强烈的感应而使肌肉急剧痉挛收缩。

❸ 施术者初次进行火针治疗，有畏针心理。

❹ 针具选择不当或针刺过深，碰到坚硬组织。

❺ 针体老化或不够坚挺。

（二）处理：

嘱患者不要紧张，不要乱动。如果出现弯针现象，及时更换针具，出现断针现象，如果残端部分针身尚露于体外，可立即用手指或镊子取出；如果残端与皮肤持平，可按压针孔两旁，使断针暴露于体外，用镊子取出；如果断针完全深入皮皮下时，应借助X线、B超或皮肤CT定位，手术取出。

预防

1　熟练掌握火针操作要领，纠正操作姿势，注意针尖、针体发力角度与针刺的部位尽量垂直。

2　施术者如果畏针，不要施针于患者，否则心惧而手软，往往不易进针或造成弯针。

3　依据患者皮损、部位的不同选择不同的针具及针刺手法。比如面部、皮肤菲薄的地方，宜使用细火针或者毫火针，浅刺，点刺或散刺，减少刺激量；肥厚性及囊性皮损宜选择中粗或粗火针。动作宜轻柔，勿强行针刺。

4　准确掌握局部解剖部位。

5　发现针体老化时，及时更换针具，尽量避免使用曾折弯的针具。

八、烫伤

指火针操作过程中，高温的针体或燃烧的火焰、酒精灯致患者或操作者组织损伤。

（一）原因

❶

施术者动作不
熟练。

❷

酒精灯或酒精棉球
火焰离患者太近。

❸

酒精灯或酒精棉球
内酒精太多而溢出。

（二）处理

轻微的烫伤，如局部皮肤发红，无水疱时，可对伤处进行降温处理，防止余热对肌肤深层组织造成损伤，若唐生严重，局部起水疱，除降温外，需要及时的局部消毒，然后用无菌注射器刺破水疱边缘，减轻局部张力，涂烫伤膏后局部包扎。

（三）预防

❶ 施术者平时勤加练习，熟悉掌握火针操作过程中的流程，操作时做到"稳、准、快"，不可太靠近于患者皮损。

❷ 酒精灯内的酒精不能装太满，装一半即可，操作过程中应牢牢的抓紧酒精灯，不能松手火针放置于治疗床上。

❸ 使用酒精棉球时更应注意安全。①棉球尽量做圆，揉搓结实；②止血钳夹持棉球要牢固，避免燃烧时脱落；③使用95%酒精，保证燃烧充分，燃烧时火力集中；④棉球蘸酒精时，量要适度，蘸取酒精后，应在装酒精的缸壁上挤压一下，挤掉过多的酒精，避免燃烧过程中滴下的酒精烧伤患者皮肤或者点燃治疗室内物品；⑤棉球燃尽，需要再次蘸取酒精时，应保证酒精棉球完全熄灭，然后在酒精中来回晃动几次，冲刷掉棉球表面的灰烬，拿出时应在装酒精的缸壁上挤压一下，如此循环，至酒精棉球不能满足治疗需要，换新的酒精棉球。

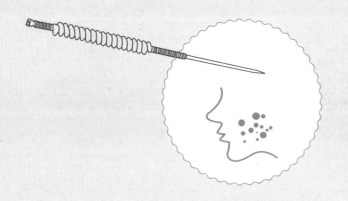

3

临床篇

第七章

感染性皮肤病

第一节 疖（疖）

一、定义

疖是一种生于肌肤浅表部位，以局部红、肿、热、痛，突起根浅，肿势限局，脓出即愈为主要表现的急性化脓性疾病。古代文献以形态特征、发病时令和部位分别命名，如"热疖""恶疖""软疖""时毒暑疖""蝼蛄疖""发际疮""坐板疮"等。本病相当于西医的"疖""皮肤脓肿""头皮穿凿性脓肿"及"疖病"。

二、病因病机

本病多因情志内伤，肝经郁热，或饮食不节，脾失健运，湿热内蕴，外溢肌肤而生；或感染毒邪，湿热火毒蕴结于肌肤而成。本病初期以湿热火毒为主，后期属正虚血瘀兼夹湿邪为患。

三、诊断要点

1 夏季多见。

2 好发于头面、颈项、背及臀部。

3 皮损为发生于毛囊及毛囊周围的炎性丘疹或结节，鲜红色，圆锥状，中心有脓栓。

4 局部常伴疼痛及压痛，临近淋巴结可肿大、压痛。

5 如有发热等全身症状，常伴有白细胞总数及中性粒细胞增高。

四、辨证论治

有头疖

证候 皮损表现为红色硬性结节，范围小于3cm，灼热疼痛，突起根浅，中心有一脓头，出脓即愈。

治则 祛邪引热排脓。

操作要点 患者取舒适体位，充分暴露皮损。针具选用中粗火针或细火针，手法选用密刺法。皮损区常规消毒，施术者持火针于酒精灯外焰烧至通红，于脓头处及其周围迅速刺入，深度以脓出为度，随即出针，待脓血溢出，用消毒棉签擦拭，必要时可选用口径适当的火罐以闪火法吸拔病损部位，拔出脓血后2-3分钟去罐，起罐后用消毒棉球擦净分泌物。针体直入直出，引脓外出即可，不必过深。

疗程 3日1次，1～2次即可痊愈。可酌情配合清热解毒类药膏外用。

无头疖

 证候 皮损表现为红色硬结，范围小于3cm，无脓头，表面灼热，触之疼痛，2～3天化脓，溃后多迅速愈合。（图7-1-1）

 治则 清热解毒，引热外出。

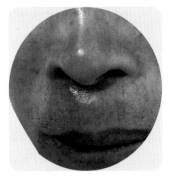

图 7-1-1　无头疖

操作要点 患者取舒适体位，充分暴露皮损部位。常规消毒后，施术者持中粗火针或细火针烧至通红后，于丘疹最高处进针，每个丘疹点刺3～4针即可，针刺深度较有头疖深，刺至皮损基底部为度，然后用小型火罐吸拔患处，留罐3～5分钟。去罐后，勿按压针孔，让残余脓血继续外流。

 疗程 3日1次，1～2次火针治疗后即可痊愈。配合清热解毒类药膏外用。

蝼蛄疖

证候 多发生于儿童头部。临床常见两种类型，一种是坚硬型，疮形肿势虽小，但根脚坚硬，溃破出脓而坚硬不退，疮口愈合后还会复发，常一处未愈，他处又生；一种是多发型，疮大如梅李，相连三五枚，溃破脓出而不易愈合，日久头皮窜空，如蝼蛄串穴之状。

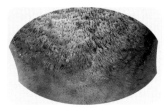

图 7-1-2　蝼蛄疖

 治则　清热解毒，软坚散结。

 操作要点　患者取舒适体位，充分暴露皮损，施术者持中粗火针烧至通红后，于结节、瘢痕处进针，深度以刺至正常皮肤为度，均匀散刺。

 疗程　1周1次，5～6次火针治疗后即可明显好转。

五、按语

中医认为"疖"常因内郁湿火，外感风邪，两相搏结所致；或夏秋季节感受暑毒而生；或伴消渴等则更易染毒发病，并可反复发作，缠绵难愈。《外科理例》曰："疖者，初生突起，浮赤而无根脚，肿见于皮肤之间，止阔一二寸，有少疼痛，数日后则微软，薄皮剥起，始出清水，后自破……脓出即愈。"清代《外科大成》："蝼蛄疖，即鳝拱头……但其内有衣膜，故愈而复发。"运用火针治疗"疖"可促进皮损成熟、引流和症状的减轻，可明显缩短病程，加速疾病的痊愈，减少药物治疗的时间。

火针疗法既有针的刺激又有温热刺激，它能促进气血运行，鼓舞正气，正气充盛，则能排除脓毒；且有引气和发散之功，可使"疖"的火热毒邪外散，从而达到活血行气、驱邪解毒的目的。《黄帝内经》云"火郁发之"，火针疗法可使局部皮损火热之邪外散，达到"发之"之目的，促进局部皮肤组织新陈代谢，故邪去病自安。蝼蛄疖内有衣膜，常规治疗棘手，效果不佳，火针疗法可直接损其衣膜，减少其复发。现代研究认为以火针直接针刺皮损，能迅速消除或改善局部组织水肿、充血、渗出、粘连、钙化、挛缩、缺血等病理变化，从而加快循环，使受损组织重新恢复。

特殊部位的疖，如鼻周、鼻腔，患者通常疼痛剧烈，严重影响生活，西医静点抗生素起效需要3天以上，如加用火针，可立刻缓解患者疼痛，脓出则病安。需要注意的是发于头面部的"疖"需选用细火针，针刺深度不易过深，术后24小时内勿沾水。

六、注意事项

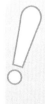

- 火针后局部皮损保持干燥清洁，24小时内忌沾水。
- 对于有头疖，火针治疗的深度以脓出为度，不必过深，火针后的脓血应尽量排出干净，术后用碘伏消毒局部。
- 对于蝼蛄疖，火针针刺的深度以刺破其衣膜为度，过浅无效。
- 对于难以忍受火针疼痛的患者，可酌情选用表皮麻醉药物。
- 皮损位于鼻周、鼻腔或外耳道等特殊部位者，因面部有丰富的淋巴管及血管网，且和颅内血管相通，故易引起海绵窦血栓性静脉炎、败血症，甚至脑脓肿等，火针治疗后不宜用力挤压，酌情加用抗生素治疗。

（杨盼盼）

第二节 有头疽(痈)

一、定义

有头疽是数个邻近的毛囊及其周围组织发生深部的急性化脓性感染,即聚合性疖肿。主要由金黄色葡萄球菌感染所致。病变部位较疖深而广。由于发生的部位不同,而名称各异,生于脑后(项后)部的称"脑疽"或"对口疮",生于背部的称"发背疽"或"搭手",生于胸部擅中穴的称"胞中疽",生于腹部的称"少腹疽"。

二、病因病机

本病的基本病因为外感热邪,脏腑蕴毒,其基本病机为气血凝滞,或因风热相搏,湿热交蒸,从外感受而发;或因情志内伤,肾水亏损,阴虚火炽,脏腑蕴毒而发。

三、诊断要点

❶ 常见于身体比较衰弱的成年或老年人。

❷ 好发于颈、肩、背及肘部。

❸ 皮损初起为红、肿、热、痛的硬性斑块，暗红色，逐渐向四周及深部扩大，直径10cm或更大，约经5～7天开始化脓，中心软化坏死，表面出现多个脓栓即脓头。脓栓脱落，留下多个带有脓性基底的深溃疡，如蜂窝状，愈后多留瘢痕。局部有剧烈疼痛及触痛。常有局部淋巴结炎及较重的全身症状，如寒战、高热等。

❹ 白细胞总数中性粒细胞可明显增高。脓液作细菌培养及药物敏感试验，有利于治疗选药。

四、辨证论治

热盛肉腐证

证候 患部起一肿块，上有粟粒状脓头，肿块渐向周围扩大，脓头增多，色红灼热，高肿疼痛；或肿块软化，疮面腐烂，形似蜂窝，脓液稠厚，伴有寒热头痛，食欲不振；舌质红，苔黄或黄腻，脉数。（图7-2-1）

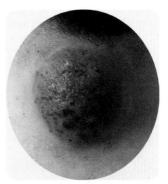

图 7-2-1 痈（热盛肉腐证）

治则 清热泻火，透脓托毒

操作要点 患者取舒适体位，依皮损部位取俯卧位或仰卧位，充分暴露皮损，常规局部消毒后，选用粗火针，在酒精灯上烧至通红后，在脓成皮肤最薄弱点或者低位，选用点刺法，疾进疾出，促进脓液排出，周围硬肿区域选用围刺法。

疗程 隔日治疗一次3-5次/疗程

气阴两虚证

证候 病变部位疮面平塌，疮面紫滞，不易化脓，腐肉难脱，溃出脓水稀少或带血水，疼痛剧烈，新肉不生，创口易成空壳，伴神疲乏力，面色少华，纳少，苔少，舌质淡，脉沉细无力。（图7-2-2）

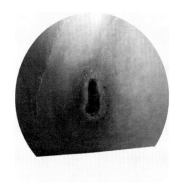

图 7-2-2 痈（气阴两虚证）

治则 扶正补虚，托毒外出

操作要点 患者取舒适体位，充分暴露皮损部位。常规局部消毒后，施术者选用中粗火针，在酒精灯上烧至通红后，采用围刺法快速点刺创口周围，疾进疾出，出针后用干棉球按压针眼片刻，或平头火针烙刺腐肉，或以火针割治腐肉，然后加压包扎。

疗程 隔日治疗1次，3~5次为1个疗程

五、按语

中医外治特色疗法火针，具有清热泻火解毒、散结消肿、祛瘀除腐排脓、生肌敛疮之功效，《备急千金要方》："痈有脓便可破之，令

脓易出，用铍针，脓深难见，肉厚而生者用火针"治疗"痈"时通过施治皮损局部，强开其门，脓未成时，以细火针围刺皮损，使瘀热之邪外出，祛邪引热，瘀毒外泻，肿块消退；脓成时，以粗火针或中粗火针点刺或烙刺皮损，使湿热之邪外泄，透脓托毒，肿痛得消；脓已破时，以中粗火针行散刺、烙刺或割治，以祛其余毒，敛其疮，托毒生肌，令脓水去，新肉生，疮面得敛。

六、注意事项

- 治疗后注意保护疮面的清洁和干燥，疮面较大时可采用外科无菌处理。
- 严重高血压、冠心病患者慎用。孕妇禁用。
- 饮食方面应忌食辛辣及肥甘厚腻、鱼腥发物。

（武宁波）

第三节　发际疮（毛囊炎）

一、定义

　　单纯性毛囊炎，中医根据发病部位的不同称之为"坐板疮"或"发际疮"。发际疮是发于项后发际间的化脓性皮肤病，因其好发于项后发际处而得名。以项后发际处起丘疹，色红坚实，并迅速化脓为临床特征。多见于成年人。本病相当西医所指项后部的毛囊炎。

二、病因病机

发际疮

本病多因内郁湿热，外受风、毒之邪，风热上邀或风湿热相互搏结而成。若正虚邪实，正不胜邪则迁延日久，郁滞不散，此愈彼起，反复发作。

坐板疮

因湿热内蕴，郁久化毒，凝滞肌膜，坐卧湿地，外感湿热毒邪；或染毒邪，郁于肌肤，发于膝理，臀是至阴之所，脾经血癖以致脓毒蕴结，皮肤窜空而缠绵疲滞，则肿块坚硬，此愈彼起。

三、诊断要点

① 多见于男性青壮年及炎热夏季，好发于有毛发及易受摩擦的部位，如头部、颈项部、臀部、外阴部、四肢等。

② 皮损初发时为针头大红色毛囊性丘疹，逐渐变成粟粒大脓疱，中心常有毛发贯穿，周围有炎性红晕。脓疱破溃或拔去毛发后，可排出少量脓血，但中心无脓栓。部分脓疱破后结成米黄色痂，痂脱即愈，不留瘢痕，但易复发。散在分布，不融合。必要时可做脓液涂片、细菌培养及药敏试验。

③ 一般无发热等全身症状，可有微痒或疼痛。

④ 瘙痒性皮肤病、糖尿病或机体抵抗力低下等常为诱发因素。诱发因素未除，可反复发作，迁延难愈。

四、辨证论治

热毒型

证候 毛囊性丘疹，基底潮红，搔破有渗液，疼痛。伴发热口渴，大便干结，小便短赤，舌红苔黄，脉滑数。（图7-3-1）

治则 清热凉血，祛风解毒。

操作要点 依据皮损部位，嘱患者取坐位或卧位，充分暴露皮疹区，治

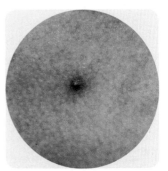

图7-3-1 热毒型毛囊炎

疗以皮损为单位，局部行常规消毒，选用点刺法。施术者持细火针烧至通红，于丘疹顶部直刺一针，深达根部，速入即出，令出血。

疗程　隔日治疗1次，直至痊愈。

湿热型

证候　头部及四肢有散在米粒大与毛囊一致的红色小脓疱，自觉痛痒。舌质微红、苔黄腻或微黄，脉弦。（图7-3-2）

治则　清热解毒，除湿止痒。

操作要点　依据皮损部位，嘱患者取坐位或卧位，充分暴露皮疹区。

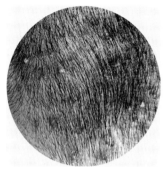

图7-3-2　湿热型毛囊炎

治疗以皮损为单位，局部行常规消毒，选用点刺法。用火针从脓疱顶端快速刺入脓腔，立即出针，稍加挤压，将脓液排除，若皮损大者，则应在其中心和周围多处点刺，用棉签轻轻挤净脓液。

疗程　隔日治疗1次，直至痊愈。

五、按语

祖国医学因其发病部位不同而有不同名称。发于头部者谓"发际疮"，发于臀部者谓"坐板疮"。《刘涓子鬼遗方》云："发际起如粟米，头白肉赤，痛如锥刺"。多因素体虚弱，天热多汗，不讲卫生，擦破皮肤，感染热毒而成。或因平素饮酒，食辛辣原味，致湿热内蕴，湿热郁于肌肤而发病。"诸痛疮痒，皆属于心"，心火内结，热微则痒，热盛则痛，郁热外达皮肤肌表，则生瘙痒、疮疡。"若夫热病可以用热者，一则得热则行也，宜则以热引热，使热外出，即从治之法。故而火针虽不为寒凉治法，须借火力而行，亦可清热泻火。并且"热病得火而解者，犹如暑极反凉，乃火郁发之之义也"闭。热毒瘀滞于内，不泻宣通，以正治治之反易遭格拒。火针借火力开其腠理，以其温热之性，引邪外出。且"火针亦能行气，促进气血运行，使郁结热毒得以开解，受滞津液运行畅通，邪去体安。火针疗法通过针的刺激，可直接作用于毛囊，直达病所，使毛囊口张开，给热毒以出路，促进脓液排出；火针疗法的温热之性，对病原菌等微生物有直接杀灭作用，且直接破坏生存环境，到达治疗效果。《黄帝内经》云"火郁发之"，火针疗法可使局部皮损火热毒邪外散，达到"发之"目的，促进局部皮肤组织新陈代谢，能迅速消除或改善局部组织水肿、充血、渗出、粘连、钙化、挛缩、缺血等病理变化，从而加快循环，使受损组织重新恢复。

六、注意事项

● 注意皮肤清洁，特别是盛夏，勤洗澡、洗头、理发、换衣、剪指甲，幼儿尤应注意。

● 寻找潜在的因素，排除有糖尿病等情况。

- 火针点刺后皮肤损害未修复前忌沾水。

- 饮食清淡、营养，禁食辛辣厚味，保证充足睡眠。

- 禁止搔抓

（胡素叶）

第四节　丹毒（急性网状淋巴管炎）

一、定义

丹毒是皮肤突然发红、色如涂丹的一种急性感染性疾病。古代文献中称之为"丹疹""丹熛""天火"。西医也称丹毒，又称急性网状淋巴管炎。

二、病因病机

总由血热火毒为患。但因所发部位、经络不同，其火热和所兼挟之邪稍有差异。凡发于头面部者，多挟有风热；发于胸、腹、腰、胯部者，多挟有肝脾湿火；发于下肢者，多挟有湿热；发于新生儿者，多由胎热火毒所致。

三、诊断要点

❶ 起病急骤，伴有畏寒、高热等全身症状。

❷ 好发于小腿及面部，单侧。

❸ 皮损为界限清楚的水肿性鲜红色斑，局部皮温高，有疼痛及压痛，一般不化脓。所属淋巴结可肿大，有压痛。

❹ 白细胞总数及中性粒细胞分数多升高，可出现核左移和中毒颗粒。

四、辨证论治

急性丹毒

证候 皮肤焮红灼热，肿胀疼痛，甚则发生水疱；伴恶寒、发热、头痛；舌质红，苔黄，脉数。（图7-4-1）

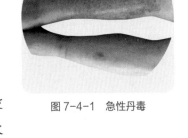

图 7-4-1　急性丹毒

治则 清热解毒，消肿止痛。

操作要点 患者取舒适体位，充分暴露皮损。针具选用毫火针或细火针，手法选用密刺法或围刺法。施术者持毫火针烧至通红，于红斑处迅速刺入，随即出针，浅刺。针体直入直出。

疗程 3日治疗1次，2～3次为1个疗程。可酌情配合中药塌渍（如复方黄柏液）、刺络拔罐、酒调新癀片外敷等治疗。

复发性丹毒

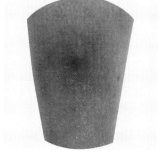

证候　反复发作，或小腿象皮样肿胀，舌暗或有瘀斑，脉滑或涩。（图7-4-2）

治则　温经通络，化瘀利湿，清热解毒。

操作要点　患者取舒适体位，充分暴露皮损，选用散刺法。施术者持中粗火针烧至通红，于红肿处刺入。

图 7-4-2　复发性丹毒

疗程　分片针刺，每日1次，4～5次为1个疗程。可配合委中穴放血拔罐、局部皮损刺络放血。

五、按语

丹毒，中西医病名相同，是一种主要累及淋巴管的真皮感染，最常由化脓性链球菌（A组链球菌）引起。中医认为本病的发生由于血热内蕴，郁于肌肤，复感风热湿邪，内外合邪，热毒之气暴发于皮肤之间，不得外泄，蕴热为病。《外科心法要诀》："丹毒肝脾热极生，肋上腰胯赤霞形，急宜砭出紫黑血，呕哕昏胀毒内攻。"所谓砭法即是放血疗法，可选用三棱针或粗火针，随之血出热出，病随热解之。火针刺络放血可以活血化瘀，疏经通络，消肿止痛。如《素问·血气形志》云："凡治病必先去其血，乃去其所苦"。

穴位的选择，可选附近经穴或阿是穴，如《灵枢·经筋》："治在燔针劫刺，以知为数，以痛为腧。"因此临床上火针取穴为阿是穴，疼痛处即可。

慢性丹毒患者，下肢淋巴管堵塞，火针刺络放血的治疗方法，释放出淋巴液及血液，减轻了局部淋巴管的压力，促进淋巴回流，故能够更快恢复。对于慢性丹毒，治疗上应选用中粗火针。因丹毒反复发作导致局部皮损增厚，治疗时针刺深度及强度较急性丹毒加深。手法要轻快，刺其皮而不伤其肉，以放恶血，让其自然流出，不宜即刻敷贴，待血自止，后可外用清热解毒类中药湿敷治疗。

六、注意事项

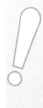

- 急性丹毒建议使用毫火针施治，慢性丹毒使用中粗火针。
- 烧针必须通红，否则不易刺入，而且剧痛，进出针宜迅速、准确，深浅适中。
- 行火针治疗，应严格消毒，并嘱保护针眼（当晚不要洗澡，针处发痒，不能用手搔抓），以防感染。

（杨盼盼）

第五节　热疮（单纯疱疹）

一、定义

热疮是指发热后或高热过程中在皮肤黏膜交界处所发生的一种急性疱疹性皮肤病。古代文献又称为"热疮""热气疮""火燎疮""剪口疮"。相当于西医的单纯疱疹。

二、病因病机

总因外感风温热毒，阻于肺胃二经，蕴蒸皮肤而生；或肝经湿热下注，阻于阴部而成疮，或因反复发作，热邪伤津，阴虚内热所致。

三、诊断要点

1 多发于热病（如猩红热、重感冒、疟疾等）过程中或发热之后。

2 好发于口角、唇缘、眼睑、鼻孔旁、外生殖器等处的皮肤与黏膜交界处。

3 皮损呈针尖大小至绿豆大小成群的水疱，疱液先清后浊，周围红晕，自觉瘙痒灼热。数日后疱破露出糜烂面，渐结痂痊愈。病程约1周，易反复发作。

4 水疱底部刮取物涂片可见细胞核内病毒包涵体。

四、辨证论治

风热湿毒证

证候 口周或鼻孔周围成群小水疱，基底潮红，灼热或微痒不适，伴发热、头痛、咽痛口干，舌红苔薄黄，脉浮数。

治则 引热外达，清热解毒。

操作要点 依据皮损部位，嘱患者取坐位或卧位，充分暴露疱疹区。治疗以皮损为单位，局部行常规消毒，选用点刺法。施术者持细火针烧至通红，于疱疹饱满处迅速刺入，随即出针。针体直入直出，针刺深度以刺至水疱基底部为度，并用无菌棉签擦去疱液。分次分批烧针刺疱，直至将该簇水疱全部刺破。

疗程 隔日治疗1次，3~5次为1个疗程。可酌情配合中药湿敷、红光疗法。

气阴不足证

证候 口周水疱反复发作，口干体倦，心烦少寐，舌红苔黄，脉细数无力。

治则 运行气血，益气清热。

操作要点 依据皮损部位，嘱患者取坐位或卧位，充分暴露疱疹区。治疗以皮损为单位，局部行常规消毒，反复发作部位选用围刺法。施术者持细火针烧至通红后，于好发皮损处迅速刺入皮下，随即出针。

疗程 隔日治疗1次，3～5次为1个疗程。可酌情配合艾灸疗法。

五、按语

热疮，西医称之为单纯疱疹，是由人类单纯疱疹病毒引起的皮肤病；中医认为单纯疱疹主要是由风热和湿热毒邪所致，反复发作者多为气阴不足，虚热内扰。中医外治特色疗法火针，借助火力强开外门，引动火热毒邪直接外泻，从而使热清毒解，同时借火热之力直接激发经气，鼓舞血气运行，促进皮疹迅速恢复；对于反复发作者，予火针激发经气，鼓舞血气运行，温化脏腑阳气，扶正祛邪，减少复发。火针点刺阿是穴符合《内经》"盛则泻之，苑陈则除之"的治疗原则，湿得热则散，火针通过加热的针体，以热引热，引邪外出，达到清热利湿、祛火解毒的效果。配合中药湿敷，增强清热解毒之功，配合红光治疗，促进水疱迅速干瘪结痂；配合艾灸疗法，调和气血，疏通经络，平衡机能，促进皮疹消退。

六、注意事项

● 皮损位于面部者，建议使用毫火针施治。

● 火针治疗时，忌过深，建议刺达皮下。

● 保持疱疹局部清洁，防止继发感染。

（李佩赛）

第六节　蛇串疮（带状疱疹）

一、定义

蛇串疮是一种皮肤上出现成簇水疱、呈带状分布、痛如火燎的急性疱疹性皮肤病。古代文献称之为"蜘蛛疮""火带疮""腰缠火丹"等。本病相当于西医的带状疱疹。

二、病因病机

本病多因情志内伤，肝经郁热，或饮食不节，脾失健运，湿热内蕴，外溢肌肤而生；或感染毒邪，湿热火毒蕴结于肌肤而成。本病初期以湿热火毒为主，后期属正虚血瘀兼夹湿邪为患。

三、诊断要点

❶ 发疹前可有疲倦、低热、全身不适、食欲不振等前驱症状。

❷ 患处有神经痛，皮肤感觉过敏。

③ 好发部位是一侧腰胁、胸背、头面、四肢等处，其他部位亦可发生。

④ 皮疹为红斑上簇集性粟粒至绿豆大水疱，疱液常澄清。

⑤ 皮疹常单侧分布，一般不超过躯体中线。

⑥ 病程有自限性，约2~3周，愈后可留色素改变，发生坏死溃疡者可留瘢痕。

⑦ 头面部带状疱疹可累及眼耳部，引起疱疹性角膜结膜炎或面瘫等。

四、辨证论治

肝经郁热证

证候 皮损鲜红，簇集丘疹、水疱，疱壁紧张，灼热刺痛。伴口苦咽干，烦躁易怒，大便干或小便黄。舌质红，苔薄黄或黄厚，脉弦滑数。（图7-6-1）

治则 引热外达，清热解毒。

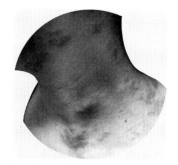

图7-6-1 带状疱疹（肝经郁热证）

操作要点 依据皮损部位，嘱患者取坐位或卧位，充分暴露疱疹区。治疗以皮损为单位，局部行常规消毒，选用点刺法。施术者持细火针烧至通红，于疱疹饱满处迅速刺入，随即出针。针体直入直出，针刺深度以刺至水疱基底部为度，并用无菌棉签擦去疱液。分次分批烧针刺疱，直至将该簇水疱全部刺破。而后选用口径适当的火罐以闪火法吸拔皮损部位，留罐10分钟，起罐后用消毒棉球擦净血污。

疗程 隔日治疗1次，3～5次为1个疗程。可酌情配合中药湿敷、微波治疗。

气滞血瘀证

证候 皮疹消退后，局部疼痛不止，甚至放射到附近部位，痛不可忍，坐卧不安，严重者持续数月或更长。舌质黯，苔白，脉弦细。

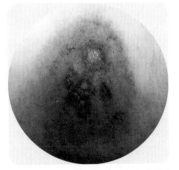

图7-6-2 带状疱疹（气滞血瘀证）

治则 温经通络，散瘀止痛。

操作要点 依据皮损部位，嘱患者取坐位或卧位，充分暴露疱疹区。治疗以皮损为单位，局部行常规消毒，疼痛部位固定者选用密刺法，不固定者选用围刺法和穴位点刺法。施术者持中粗火针烧至通红后，于皮损处迅速刺入皮下，随即出针。

1周治疗2次，3～5次为1个疗程。可酌情配合热奄包，蜡疗等治疗。

五、按语

蛇串疮，西医称之为带状疱疹，是由水痘-带状疱疹病毒引起的皮肤病。用药物或一般针灸的治疗方法治疗，可以治本排邪，但常因关门留邪而事倍功半。中医外治特色疗法火针疗法，具有开门驱邪的功效，即通过灼烙人体腧穴而开启经脉络脉之外门，给贼邪以出路。通过施治于穴位或皮损局部，强开其门，早期使湿热浊毒之邪外出，祛邪引热、毒邪外出，使水疱迅速干瘪结痂，疼痛消失；若病程迁延，正虚邪恋，予火针运行气血，温经通络，通则不痛，疼痛得以改善。皮损为红斑、丘疹、水疱时，证属肝经郁热，疾病早期，正邪交争，多属邪盛正不虚，此期治疗重点在驱邪，火针点刺阿是穴符合《内经》"盛则泻之，苑陈则除之"的治疗原则，湿得热则散，火针通过加热的针体，以热引热，引邪外出，达到清热利湿、祛火解毒、通络止痛的效果，配合局部拔罐疗法，疏通经络以止痛。皮损消退，遗留疼痛，见于疾病后期，痛处固定不移者多属气滞血瘀或气虚血瘀，《临证指南医案》："盖久病入络，络中气血，虚实寒热，稍有留邪，皆能致痛"。瘀血作为致病因素，利用中粗火针密刺，配合局部热奄包、蜡疗的温热疗法，疏通经络，"祛瘀生新"，从而达到"荣则不痛，通则不痛"的目的。疼痛位置不固定者，病变部位在皮部，采用围刺浅刺，使疼痛部位局限，以"免伤良肉"。

六、注意事项

- 皮损位于面部者，建议使用毫火针施治。

- 火针治疗时，忌过深，建议刺达皮下。

- 保持疱疹局部清洁，防止继发感染。

- 本病诊治中注意病情变化，对于出现特殊型疱疹如坏疽型、泛发型疱疹或病毒性脑炎等则应综合治疗。严重高血压、冠心病患者慎用。孕妇忌用。

（张金芳）

第七节　疣目（寻常疣）

一、定义

疣目是一种多发于手背、手指、头面部等处的由人类乳头瘤病毒选择性的感染皮肤所引起的表皮良性赘生物。古代文献称之为"疣目""千日疮""枯筋箭"等。相当于西医的寻常疣。

二、病因病机

本病可由外感邪毒，肝旺血燥，肝失疏泄，气血失和，气滞血瘀结于皮肤所致，或由于气阴不足血虚风燥，时久致肾虚血燥，肌肤失润，加之腠理不密，复感邪毒，搏结于肌肤而发为本病。

三、诊断要点

① 多见于青少年。

② 皮疹为米粒至豌豆大小的角质增生性突起，灰色或肤色。表面粗糙不平，呈乳头状增生，触之较硬。

③ 初起1~2个，可逐渐增至数个至数十个不等。

④ 一般无自觉症状。

四、辨证论治

气滞血瘀证

证候 皮疹日久，疣体较大，数目较多，表面粗糙灰暗，质硬坚硬，舌暗红，苔薄黄，脉弦或涩。（图7-7-1）

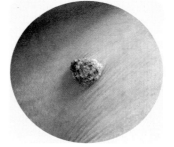

图 7-7-1 寻常疣

治则 活血化瘀，扶正祛邪。

操作要点 患者取舒适体位，充分暴露皮损，局部皮损常规消毒，选用密刺法。施术者持中粗火针烧至通红，于疣体处迅速刺入，随即出针，针体直入直出，其深度以针尖刚透过皮损基底，避免过深或过浅。

 3~5日治疗1次，连续3~5次。可配合聚肌胞、2%利多卡因 1∶1局部封闭治疗，复方马齿苋颗粒口服。

五、按语

疣目是生于手足、头面等处的疣赘，病程较长，病机以瘀为主，常规治疗不能达到祛瘀生新的目的。同时该病情较为稳定，自愈几率很低，可以选用积极的治疗方法使疣体脱落。火针就能够达此目的，其中，中粗火针临床适用范围最为广泛，除面部及肌肉菲薄的部位外，其他各部均可施用中粗火针，由于针形较粗，多治疗病邪在肉之疾患。使用火针后，既可通过火针的高温直接破坏疣体，使疣体迅速脱落；亦可通过腧穴将火热导入人体，激发经气，鼓舞血气运行、温壮脏腑阳气。点刺疣体后，通过高温对人类乳头瘤病毒有直接杀灭作用，并使疣体脱落；或者直接将疣体清除，从而达到了祛瘀生新的目的，可有效减轻患者痛苦，缩短治疗时间。

六、注意事项

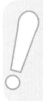
- 忌搔抓、接触水，保持创面干燥。
- 严重高血压病、冠心病患者禁用。孕妇忌用。

（边莉）

第八节　鼠乳(传染性软疣)

一、定义

鼠乳是一种皮肤上出现表面有蜡样光泽、顶端有脐状凹陷的赘生物为特征的病毒感染性皮肤病。古代文献称之为"鼠乳"。相当于西医的传染性软疣。

二、病因病机

多由风热毒邪搏于肌肤而生；或怒动肝火，肝旺血燥，筋气不荣，气血凝滞，郁于肌肤所致。外伤、摩擦常为其诱因。

三、诊断要点

❶

本病可发生于身体任何部位。

❷

皮损为半球形黄豆大或更大隆起，中央有脐窝，表面蜡样光泽，常为数个一群，但不相互融合。

❸

一般无自觉症状，可有轻微瘙痒，可自体接种传染。

四、辨证论治

热毒蕴结证

证候 儿童多见，常发生在胸背、四肢或面部，针尖至黄豆大小的半球形丘疹，表面有蜡样光泽，中央有脐凹，可挤出白色乳酪样物；舌质淡红，苔薄白，脉浮数。（图7-8-1）

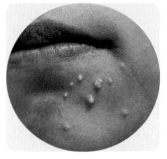

图 7-8-1　传染性软疣

治则 祛风清热，活血化瘀。

操作要点 依据皮损部位，嘱患者取舒适体位，充分暴露疣体。软疣处常规消毒，将三头火针或平头火针在酒精灯上烧至通红，急速点刺软疣突起处，将疣体刺穿，并将白色黏状物即软疣小体带出；若软疣较大且饱满，则针刺后，用消毒止血钳挤压针孔处，将软疣内白色物质挤尽擦去，再涂以2%碘溶液。1~2周后复查有无新发软疣，如有新疣，继续施上方治疗。可配合我院制剂复方马齿苋颗粒口服。或者配合清热解毒、软坚散结类中药外洗或涂抹。

五、按语

鼠乳，西医称之为传染性软疣，是由传染性软疣病毒感染引起的一种传染性皮肤病。用药物或一般针灸的治疗方法治疗，也可以治本排邪，但常因关门留邪而事倍功半，治疗缓慢。火针又称"燔针"，最早出自《黄帝内经》。火针集针、灸于一体，点刺可消坚散肿，将病变组织破坏，激发自身对坏死组织的吸收。火针携高温直达病所，可使局部血运加速，改善局部皮肤的营养，加速其代谢，从而使变性的组织恢复正常，符合《内经》"盛则泻之，苑陈则除之"的治疗原则，并将软疣小体带出，引邪外出，疏通经络，祛瘀生新。刺后涂以2%碘溶液，防止感染和复发。该法治疗传染性软疣，操作简单，经济方便，痛苦小，复发率低，疗效满意。

六、注意事项

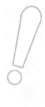

- 治疗传染性软疣采用三头火针刺疣体中心，注意将软疣小体挤出，排出乳酪样物质。再以碘伏消毒。针刺后24小时内忌水洗手抓。
- 治疗期间应忌食辛辣、海鲜之品，饮食宜清淡。
- 患者应注意保持局部清洁，不可搔抓，以免抓破后皮损加重，并应避免感染。
- 患者接触衣物应烫洗或消毒，以免再次感染反复发作。
- 严重高血压病、冠心病患者慎用。孕妇忌用。

（边莉）

第九节　扁瘊（扁平疣）

一、定义

扁瘊是一种好发于颜面、手背、前臂等处的病毒性赘生物。古代文献称之为"扁瘊"。相当于西医的扁平疣。

二、病因病机

多因脾不健运，湿浊内生，复感外邪，凝聚肌肤所致，热客于肌表，风毒久留，郁久化热，气血凝滞而发；或肝火妄动，气血不和，阻于腠理而致病

三、诊断要点

❶ 皮损常见于青年人的面部，手背及前臂、颈部也可发生。

❷ 皮损为正常皮色或浅褐色的帽针头大小或稍大的扁平丘疹。圆形、椭圆形或多角形，表面光滑，境界清楚，散在或密集，常由于搔抓而自体接种，沿抓痕呈串珠状排列。

3 无自觉症状或偶有痒感，经过缓慢，可自行消退。消退前常出现炎症反应，异常瘙痒，可能复发。

四、辨证论治

热毒蕴结证

证候 疣体密集，呈红褐色、淡红色或肤色扁平丘疹，口干，便干，舌红，苔白，脉弦。（图7-9-1）

治则 清热解毒，凉血祛疣。

操作要点 患者取舒适体位，让皮损部位充分暴露，局部行常规消毒，针具选择细火针，针刺手法选用点刺法、密刺法，让火针针尖在火焰上充分烧灼，使针尖发红，然后持针迅速刺入疣体，深达基底，一般每个疣体2～3针，至疣体完全脱落。

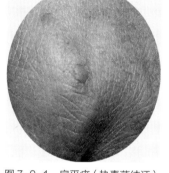

图7-9-1 扁平疣（热毒蕴结证）

疗程 1周为1个疗程，治疗4个疗程。

脾虚证

证候 疣体分布稀疏，呈皮肤颜色或灰白色，日久不消。食少肢倦，大便稀溏。舌质淡红，苔薄白，脉细弱。（图7-9-2）

治则 健脾益气，养血散结。

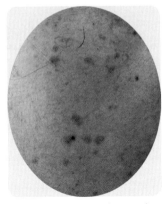

操作要点 患者取舒适体位，让皮损部位充分暴露，局部行常规消毒，选用点刺法、疏刺法，选择毫火针，让火针针尖在火焰上充分烧灼，使针尖发红，然后持针迅速在疣体顶部点刺，针距不能过密，不出血为度，不超过基底部为宜。

图7-9-2 扁平疣（脾虚证）

疗程 1周为1个疗程，治疗4个疗程。

五、按语

扁瘊，中医学认为本病多因腠理不固，外感风热毒邪搏结于肌肤，或内因肝气郁结化火，或怒动肝火，或血虚肝失所养，郁久化毒致疣，终致气滞血凝而成。现代医学认为扁平疣多由人乳头瘤病毒HPV3、5型感染所致。

中医外治特色疗法的火针，通过施治于皮损局部，可以激发经气，振奋体内阳气，调和气血，消瘊散结，从而可以快速地祛除疣体。火针疗法借"火"之力而强开外门，"开门祛邪"，"以热引热"，选用火针点刺局部皮损，火针借火之力取效，经过加热的针体，将火热直接导入疣体，鼓舞气血运行，针孔引邪外出，从而直接快速地驱除滞于肌肤经脉之风热火毒，使热散而疣消；其次火针刺入相应皮损，其火热之性可以通经络、行气血、鼓舞阳气，以扶正祛邪、预防疾病的复发。现代研究发现火针的高热效应可使针尖接触的蛋白质变性，直接破坏疣体；另一方面，火针点刺后的即刻热效应，可以将残留在表皮层的人类乳头瘤病毒杀死，还可以通过皮肤神经的调节作用，加快皮损区微循环，利于炎症和代谢物的吸收，抑制介质的合成和释放，增强免疫力，从而达到抗病毒、消炎、预防复发之功效。

火针，作为传统治疗方法，具有损伤小、效果好、费用低、修复快的优点，患者易于接受。

六、注意事项

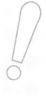

● 烧针是火针治疗的关键，《针灸大成·火针》说："灯上烧，令通红，用方有功。若不红，不能去病，反损于人。"因此，在使用前必须把针烧红，才有效果。

● 治疗面部扁平疣时，火针应呈30°或45°角浅而密的刺入皮损，要求针法快进快退以减轻患者疼痛，避免损伤表皮，留下色沉、斑，切忌太深，恐伤经络，太浅不能祛病，要把握好深浅适度。

● 对于血管和主要神经分布部位亦不宜施用火针。

● 在针刺后，局部呈现红晕或红肿未能完全消失时，则应避免洗浴，以防感染。

● 针后局部如有发痒，不能用手搔抓，以防感染；表皮如有干痂，痂应让其自然脱落，防止疤痕和色素沉着发生。

● 有发热的病症，不宜用火针。

（白艳秋）

第十节 跖疣（掌跖疣）

一、定义

是一种好发于手指、足趾处的病毒性赘生物。属于古代文献中"跖疣""足瘊"等疾病的范畴。相当于西医的掌跖疣。

二、病因病机

本病是由长途跋涉或鞋靴紧小，使足部外伤摩擦或过度受压，而致气滞血瘀，卫外不固，外染邪毒，聚结而成。

三、诊断要点

❶ 本病好发于青壮年，好发于足底、指间及易受外伤的部位，手足多汗者易患本病。

❷ 皮疹为灰褐色或污灰色角化性丘疹，表面粗糙，中央凹陷，外周有略黄色高起的角质环，去除角质后可见疏松的白色乳头状角质物，挑破后易出血。

❸ 数目多时融合成角质斑块，压痛明显。

四、辨证论治

气滞血瘀证

证候 初起在足底或趾间细小光亮如粟疹，渐增大，质硬，边缘隆起，中间凹下。其色黄褐或灰白，数目多少不一。多者可融合成片，伴明显压痛。(图7-10-1)

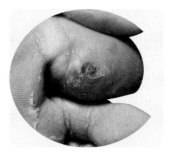

图 7-10-1 跖疣

治则 活血化瘀，软坚消疣。

操作要点 患者取舒适体位，充分暴露皮损，局部皮损常规消毒，选用密刺法。施术者持中粗火针或粗火针烧至通红，于疣体处迅速刺入，随即出针，针体直入直出，其深度以针尖刚透过皮损基底，避免过深或过浅。针刺结束，可用干棉签擦拭掉疣体表面焦痂，在新鲜创面上再来一遍火针点刺，至患者不能耐受为度。

疗程 1周治疗1次，连续3~5次。可配合聚肌胞、2%利多卡因1∶1局部封闭治疗，复方马齿苋颗粒口服。

五、按语

本病的发生与气血失和，腠理不密，复感外毒，凝聚肌肤有关。

火针可温通经络，调和气血，软坚散结，从而增加机体正气，消灭病邪，起到"扶正祛邪"的作用。

中医外治特色疗法的火针，通过施治于皮损局部，直达病所。火针疗法借"火"之力而强开外门，"开门祛邪"，选用火针点刺局部皮损，火针借火之力取效，经过加热的针体，将火热直接导入疣体，鼓舞气血运行，针孔引邪外出，从而直接快速地驱除滞于肌肤经脉之外毒，使瘀散而疣消；其次火针刺入相应皮损，其火热之性可以通经络、行气血、鼓舞阳气，以扶正祛邪、预防复发。现代研究发现火针的高热效应可使针尖接触的蛋白质变性，直接破坏疣体；另一方面，火针点刺后的即刻热效应，可以将将残留在表皮层的人类乳头瘤病毒杀死，还可以通过皮肤神经的调节作用，加快皮损区微循环，利于炎症和代谢物的吸收，抑制介质的合成和释放，增强免疫力，从而达到抗病毒、消炎、预防复发之功效。掌跖部位的疣体因反复的挤压摩擦，疣体质地坚硬，位置较深，故治疗时应选用中粗火针或粗火针，以保证针刺的深度。

六、注意事项

- 烧针、定位和针刺深度是火针治疗的关键，务必保证进针时针红、位准。

- 忌搔抓及接触水，保持创面干燥，治疗周期内勿穿过紧及不透气的鞋袜，减少长时间走动。

- 严重高血压病、冠心病患者禁用。孕妇忌用。

（张金芳）

第八章 8 皮肤附属器疾病

第一节 粉刺（痤疮）

一、定义

粉刺是一种颜面、胸背等处毛囊、皮脂腺的慢性炎症性皮肤病。其特征为散在颜面、胸、背等处的针头或米粒大小皮疹，如刺，可挤出白色粉渣样物，故称粉刺。古代文献又称之为"皶""痤""面疱""皶疱""肺风粉刺""酒刺"等，俗称"暗疮""青春痘"。本病相当于西医的痤疮。

二、病因病机

本病多因素体阳热偏盛，肺经蕴热，复感风邪，熏蒸面部而发；或过食辛辣肥甘厚味，助湿化热，湿热蕴结，上蒸颜面而致；或因脾气不足，运化失常，湿浊内停，郁久化热，热灼津液，煎炼成痰，湿热浊痰瘀滞肌肤而发。

三、诊断要点

❶ 常见于青年男女。

❷ 多发于颜面、上胸、背部等皮脂腺丰富的部位。

❸ 初起多为细小皮色丘疹，白头或黑头粉刺，接着出现脓疱，严重可有结节、囊肿。反复发作或挑刺后，留下凹凸不平的疤痕及色素沉着。

❹ 一般无明显全身症状，可有轻微瘙痒或疼痛。

四、辨证论治

肺经风热型

证候 表现以白头、黑头粉刺为主，皮疹灼热、疼痛，或有脓疱，心烦口渴。小便短赤，大便秘结。舌红、苔薄白，脉数。（图8-1-1）

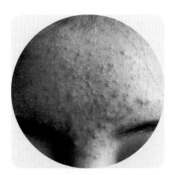

图 8-1-1 痤疮（肺经风热型）

治则 清热泻火。

操作要点 清洁面部，暴露皮疹区域，选用点刺法。施术者持细火针烧至通红，于粉刺处浅刺，随即出针，之后用粉刺针将白头、黑头粉刺挤出。

疗程 3～5日治疗1次，3～5次为1个疗程。可酌情配合中药面膜治疗。

肠胃湿热型

证候 颜面、胸背部皮肤油腻,皮疹红肿疼痛,或有脓疱,伴口臭,便秘,溲黄,舌红、舌苔黄腻,脉滑数。(图8-1-2)

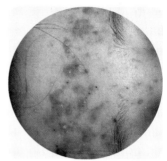

图 8-1-2　痤疮(肠胃湿热型)

治则 清热除湿,散结消肿。

操作要点 清洁面部,暴露皮疹区域,选用点刺法。施术者持细火针烧至通红,于丘疹、脓疱处垂直刺入,有落空感即出针,用棉签挤压脓头周边,使脓血排尽,以见到鲜血为度。

疗程 3~5日治疗1次,3~5次为1个疗程。可酌情配合中药面膜、红蓝光照射治疗。

痰热瘀结型

证候 皮疹暗红或色紫,个别皮损疼痛明显。以脓疱、结节、囊肿、疤痕为主,伴口干、大便干结。舌红或暗红有瘀点、苔腻,脉滑。(图8-1-3)

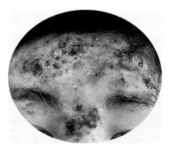

图 8-1-3　痤疮(痰热瘀结型)

治则 清热除湿,散结消肿。

清洁面部，暴露皮疹区域，选用点刺法。施术者持中粗火针烧至通红，若皮损为结节坚硬者，在其中心和周围多处点刺，不挤压；若为囊肿，以刺破囊壁有落空感为度，之后用棉签轻轻挤净囊内物。

7天治疗1次，4次为1个疗程。可酌情配合中药面膜、光动力治疗。

五、按语

中医学认为，痤疮发病多为青春期男女，由于肺胃郁热，上蒸颜面，或因风热外侵，或因饮食偏嗜，过食辛辣肥甘，脾胃湿热，蕴久成毒，热毒上攻于肌表而发病。正如《肘后备急方》所说："年少气充，面生胞疮。"故本病临床治疗多以清热凉血解毒为法。

火针治疗本病简单易行，疗效较好。火针疗法借"火"之力而强开外门，"开门祛邪"，"以热引热"，选用火针点刺局部皮损，火针借火之力取效，经过加热的针体，将火热直接导入人体，引阳达络，直接激发阳气，鼓舞气血运行，针孔引邪外出。从而直接快速地驱除滞于肌肤经脉之风热火毒，使热散而疹退，在治疗痤疮中，火针可直接作用于毛囊，使毛囊口张开，皮脂炎性物排除，促进炎症的消退；对痤疮杆菌等微生物有直接杀灭作用，且直接破坏生存环境；对结节囊肿型痤疮者可直接刺破增厚的囊壁，或破坏增生的结缔组织，体现出了去腐生新功效；防止或减轻瘢痕形成，促进皮肤修复。痤疮存在局部血气凝涩不行，壅结为痛的病机，火针疗法不仅有开门除寇之功，更可利用火针温热之力疏通局部经络，促进血气运行，加速皮肤的恢复。

六、注意事项

● 本病多发生于面颊部，火针操作时需严格掌握进针深度，避免瘢痕。

● 要嘱咐患者保证充足的睡眠，适量运动，节制饮食，忌吃生冷煎炸肥甘厚腻之品。

● 减少化妆品的使用，特别是油性或含有粉质的化妆品。

● 经常用温水洗涤颜面。禁用于挤压皮疹，防止感染。

● 避免熬夜。

（胡素叶）

第二节　酒渣鼻（酒渣鼻）

一、定义

　　酒渣鼻是一种发生在颜面中部，以红斑和毛细血管扩张及丘疹、脓疱为主要表现的慢性皮肤病。因鼻色紫红如酒渣故名。古代文献又称之为"酒糟鼻""酒齄鼻""齄鼻""赤鼻""酒皶""鼻准红赤"等，俗称"红鼻子"。本病西医亦称之为酒渣鼻。

二、病因病机

本病多因肺胃积热上蒸，复感风寒外袭，血瘀凝结而成；或嗜酒之人，酒气熏蒸，郁而化火，上熏于面所致；或病久邪热稽留，气血运行受阻，致气滞血瘀，郁结肌肤而成。

三、诊断要点

① 多发于成年人及中年人，女性多于男性，但男性患者病情多较重。

② 皮损好发于颜面的中央部，如鼻尖、鼻翼、前额、眉间、双颊及下颌，对称分布，常伴皮脂溢出症。

③ 局部以毛细血管扩张、皮脂腺及结缔组织增生为主，有红斑、丘疹、脓疱等临床表现。

④ 病程缓慢，一般无自觉症状。

四、辨证论治

肺胃热盛证

证候 鼻部、双颊、前额皮肤起红斑，有红色或淡红色丘疹，甚或伴有少量脓疱，自觉瘙痒，舌质红，苔薄黄，脉滑数。（图8-2-1）

治则 清热解毒透邪。

操作要点 患者取坐位或仰卧位，皮损局部行常规消毒。

丘疹、脓疱皮损选用点刺法。施术者持中粗火针或细火针烧至通红，于丘疹顶端和脓疱处迅速刺入，随即出针。针体直入直出，刺破疱壁或丘疹顶端即可。重复烧针刺疱，直至将全部丘疹和脓疱刺破。可配合中药湿敷治疗和药物面膜治疗。

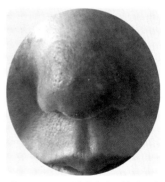

图 8-2-1　酒渣鼻（肺胃热盛证）

疗程　每周2次，4周为1个疗程。

气滞血瘀证

证候　鼻部皮损暗红，鼻头出现肿块隆起，有如疣赘，表现散在毛细血管扩张，舌质黯红，苔白，脉弦细。（图8-2-2）

治则　活血通络散结。

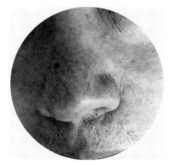

图 8-2-2　酒渣鼻

操作要点　患者取仰卧位，皮损局部行常规消毒。①增生结节处选用密刺法。施术者持中粗火针烧至通红后，于结节处迅速刺入皮下，随即出针，针刺略较红斑期密集。
②毛细血管扩张处点刺截断法。选用细火针烧至通红，将扩张的毛细血管头尾及中间分段进行点刺，以将血管刺断为准。

疗程　每周2次，4周为1个疗程。

五、按语

酒糟鼻（酒渣鼻），多认为与皮脂溢出、毛囊虫感染、嗜酒、辛辣食物、高温与低温刺激、情绪与精神因素相关。用常规药物治疗往往不能阻止鼻赘和毛细血管扩张的形成，且反复发作，严重影响外观。病因病机为由于饮食不节，过食辛辣炙煿、油腻酒酪，以至湿热内蕴，上蒸鼻面，外为风寒所束，凝滞肌肤；病久失治，则气血瘀阻，经脉壅滞，凝聚成结。《医宗金鉴·外科心法要诀》记载："此证生于鼻准头及鼻两边。由胃火熏肺，更因风寒外束，血瘀凝结，故先红后紫，久变为黑，最为缠绵。"中医外治特色疗法火针，通过施治于皮损局部，祛邪外出，强开其门，《灵枢·经脉》"盛则泻之"，红斑期火针行点刺以其速进疾出，热毒之邪得以外泄，血不致瘀；丘疹脓疱期毒邪外出，局部气血以行，不致增生；《素问·至真要大论》"结者散之，留者攻之"，鼻赘结节予火针密刺以使瘢痕组织局部气血运行，通络散结，攻除余邪，瘀结得散，组织重构，结得以平；毛细血管扩张用火针行点刺截断，将局部血供切断，则剩余组织如残兵游勇，自行消退。

六、注意事项

- 皮损在面部，故建议使用毫火针施治，避免出现凹坑。
- 丘疹脓疱期治疗时，刺破疱壁即可，忌过深。
- 皮损位于面中部，勿必嘱患者保持姿态，以防误刺他处。

- 保持脓疱局部清洁，防止继发感染。

- 严重高血压、冠心病患者慎用，孕妇忌用。

（陈潍）

第三节　油风（斑秃）

一、定义

油风是一种头发突然发生斑块状脱落的慢性皮肤病。其临床特点是脱发区皮肤变薄、光亮，感觉正常，无自觉症状。古代文献称之为"鬼舐头""鬼剃头"等。本病相当于西医的斑秃。

二、病因病机

由于血虚不能随气荣养皮肤，以致毛孔开张，风邪乘虚侵入，风盛血燥，发失所养而成片脱落；或因情志抑郁，肝气郁结过分劳累，有伤心脾，气血生化不足，发失所养而致；因肝藏血，发为血之余，肾藏精，主骨生髓，其华在发，肝肾不足，精血亏虚，发失所养亦为本病主要原因。

三、诊断要点

① 头发脱落，呈圆形或不规则形，小如指甲，大如钱币或更大，少数全脱落。

② 局部皮肤无炎症，平滑光亮。

③ 起病突然，无自觉症状，患者多在无意中发现。

④ 病程缓慢，可持续数年或更久。

⑤ 可发生于任何年龄，常在劳累，睡眠不足或有精神刺激后发生。

四、辨证论治

肾虚血瘀证

 证候 毛发脱落，常伴有气滞胸闷，胸胁胀痛，或可见腰酸，舌质暗可有瘀斑，苔白，脉弦细。（图8-3-1）

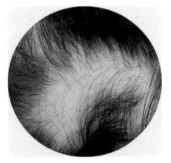

图 8-3-1 斑秃

 治则 祛瘀生发。

操作要点 依据皮损部位，嘱患者取坐位或仰卧位，充分暴露皮损区。

治疗以皮损为单位，局部行常规消毒。皮损选用点刺法，脱发区选用重刺密刺法，外边缘0.5cm区域内选用散刺法，施术者持中粗火针烧至通红后，迅速刺入，随即出针，针体直入直出，刺破头皮即可，重复烧针点刺，直至将全部区域点刺，如脱发区较多，可分次完成。如患者年龄较小或老年体质较弱，可改用梅花针叩刺。

 疗程 每周3次，4周为1个疗程。

五、按语

油风（斑秃）西医多认为是在免疫功能低下的情况下，精神过度紧张或机体劳累有关；中医认为多为肝肾不足，或心脾两虚，腠理不固，风邪外袭或情志不遂，气滞血瘀致发失所养，头发脱落。《外科正宗》称"油风乃血虚不能随气荣养肌肤，故毛发根枯脱落成片。"《针灸聚英》："……盖火针大开其孔穴，不塞其门，风邪从此而出。"针刺治疗斑秃病自古有之，《医宗金鉴》有记载："宜针砭其光亮之处，出紫血，毛发庶可复生"。中医外治特色疗法火针，通过施治于皮损局部，将热直接导入人体，直接激发阳气，温通经络，同时通过灼烙人体腧穴腠理而开启脉络之外门，给风邪出路，活血行气，祛瘀生新，使局部头皮血供迅速改善，增加供血，使风邪外透，尽快进入恢复期；部分患者脱发区呈进行性扩大，因此在脱发区域周边进行扩展散刺，使将脱之毛发瘀去新生，阻止病情进展，毛发生出。

六、注意事项

- 皮损在头部，头皮略厚，故建议使用中粗火针施治。
- 宜在洗发头皮干后施治，防止感染，针刺后局部不可沾水。

- 施治范围一定略大于脱发区，以避免脱发区扩大。

- 严重高血压、冠心病患者慎用，可改为梅花针轻叩刺。孕妇忌用。

（陈潍）

第四节　脂瘤（皮脂腺囊肿）

一、定义

脂瘤是指因皮脂腺导管阻塞后，腺体内因皮脂聚集而形成的囊肿，是一种皮质分泌物储留郁积性疾病，青年人多见，以皮损部黑头粉刺和囊肿感染为主要表现。又称之为"粉瘤"。

二、病因病机

本病因思虑过度，或郁怒伤肝，或饮食不节致津液凝滞，痰湿凝结而成。与肝、脾密切相关。

三、诊断要点

1 好发于青少年男女。

2 好发部位：面部、前胸、背部、阴囊等处。

3 皮损表现为1个或多个柔软或较坚实的圆形肿块，大小不等，界限明显或突出于皮肤表面，与皮肤粘连，表面皮肤上有时可看到一针眼大小黑色小孔，用力挤压，有少许粉渣样物被挤出。

4 若感染发炎，局部可出现红肿热痛，继则化脓，脓中夹杂粉渣样物质，若治疗不彻底，容易复发。

四、辨证论治

痰凝气结证

证候 高于皮面的圆形瘤体，质软而色泽正常，色白而肿，不痛不痒，破后有豆渣样物，常发于头面颈部，病程漫长，舌淡红，苔腻，脉弦滑。（图8-4-1）

治则 理气散结。

操作要点 依据病损部位，让患者取坐位或卧位，充分暴露皮损区，治疗以皮损为单位，局部行常

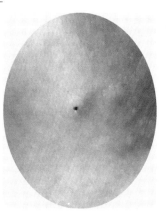

图 8-4-1 皮脂腺囊肿
（痰凝气结证）

规消毒及2%利多卡因局麻。一手固定囊肿，以中粗火针或粗火针先于囊肿中心速刺一针，以求刺破包膜，有落空感即拔出火针，用消毒棉球挤压令白色分泌物出尽，取出露出的包膜，用镊子将囊壁拉出，囊壁粘连不能完全取出者，向囊腔内注入碘伏，放置无菌纱布或棉球垫压，胶布固定3日。

 疗程 1次即可。

湿毒积聚证

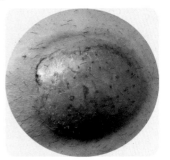

 证候 高于皮面的圆形瘤体，瘤体红肿疼痛，破溃流脓，舌红，苔腻，脉滑数。（图8-4-2）

 治则 解毒排脓。

图 8-4-2 皮脂腺囊肿
（湿毒积聚证）

 操作要点 依据病损部位，让患者取坐位或卧位，充分暴露皮损区，治疗以皮损为单位，局部行常规消毒，2%利多卡因局麻。一手固定囊肿，以粗火针先于囊肿低垂处或波动明显处密刺，以求刺破包膜，有落空感即拔出火针，用消毒棉球挤压令白色分泌物出尽，取出露出的包膜，用镊子将囊壁全部拉出，并向腔内入碘伏后放置无菌纱布垫压，胶布固定。囊肿大于2cm以上者建议手术切除。

 疗程 1次即可。可酌情配合新癀片等清热解毒药物外涂。

五、按语

本病系皮脂腺导管开口闭塞或狭窄，皮脂淤积而形成的囊肿，难以自行消退，因囊肿有开口于皮肤表面，易感染、化脓破溃，并易复发，以往的治疗手段选择手术切除，创伤较大，切容易遗留瘢痕。

火针疗法借"火"之力而取效，集毫针激发经气、艾灸温阳散寒的功效于一身，具有祛淤、除腐、排脓、生肌、敛疮，促使新肉化生、生长，愈合疮口的作用。火针治疗皮脂腺囊肿，在于借助火针穿刺之力给人体以火热灼伤的热刺激和针刺的机械性刺激，使毛囊口、囊壁开张，皮脂炎性物排除，病灶逐渐变性、坏死、脱落，从而起到排脓祛腐生肌之功效。临床研究发现火针的灼热刺激能使皮肤局部充血、水肿伴短暂的灼热、疼痛现象，由于这种热力刺激，能使该部位及附近的血管扩张，管壁的渗透力增强，血浆由血管壁内渗出，从而使机体的应激性和修复能力增强。

火针治疗此病效果显著，且无感染，复发率低。采用火针点刺法排脓治疗，创口小，损伤组织少，愈合快，瘢痕小，日后不影响美观。

六、注意事项

● 囊肿未感染时，火针疗效较为理想，一般囊壁可完整取出；当囊肿并发感染后，囊壁与周围组织粘连较甚，可能难以全部取出，应注意随访。

- 操作时应避开血管、神经，以防损伤。若囊肿部位较深，肿物偏大，应采取手术治疗为首选。注意严格消毒，避免感染。

- 如治疗后创面结痂时，避免强行剥脱痂皮，让其自行脱落。

- 治疗后创面72小时内避免沾水，保持清洁干燥。

（柴旭亚）

第五节　痰核(脂肪瘤)

一、定义

痰核是由成熟脂肪细胞所形成的良性肿瘤。多见于肩、背、臀部等处。相当于西医的"脂肪瘤"

二、病因病机

本病主要为先天禀赋不足，肺气不宣，或劳伤肺气，卫疏腠理不固，多受外寒，营卫不和，痰气凝结而成；亦可由忧郁伤肺，致气浊而不清，湿痰气郁，聚结为瘤，阻滞经络而发肌肤。

三、诊断要点

❶ 可发生于任何年龄，多见于中年人

❷ 好发于四肢、颈、肩背、腹部等处的皮下组织

❸ 呈圆形或分页状，大小不一，单发或多发，表面正常，基底较宽，质地柔软，可移动，多位于皮下。

❹ 组织病理具有典型特征。可借助超声、X线、皮肤CT进行辅助检查。

四、辨证论治

痰湿凝结证

 证候 皮下圆形瘤体，质软，表面皮肤色泽正常，无痛痒，舌淡红，苔白，脉濡。（图8-5-1）

 治则 化痰除湿，软坚散结

操作要点 患者取舒适体位，充分暴露瘤体，需两人配合，无菌操作。以瘤体为中心，行常规消毒后，2%利多卡因局部麻醉，

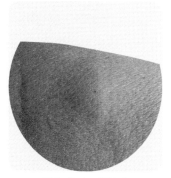

图8-5-1 脂肪瘤

麻醉生效后，一人捏起瘤体周围皮肤，使瘤体高凸，贴近皮肤表面，另一人以粗火针或者三棱火针，于瘤体中央密刺，至瘤体深部。剥离瘤体内容物后可用镊子清理瘤体内残留物质，若内容物不能完全被清理于瘤体腔内注入碘伏加压包扎

清理残留。瘤体较大或者位于大血管及重要神经附近时，需综合评估，必要时手术治疗。

 治疗1次即可。

五、按语

痰核，西医称之为脂肪瘤，其特点是：皮下肉中生肿块，大如桃、拳，按之稍软，皮色不变，无痛，与痰湿凝结有关。"破瘤坚积结瘤等，皆以火针猛热可用"中医特色疗法火针具有独特优势，火针本身针具较粗，温通力量大，可强力疏通经脉，借助火力强开其门，使痰湿之有形之邪外泄；同时借助火热之力激发经气，鼓舞脾气运化痰湿，促进皮疹快速消退。需要注意的是，火针疗法一般治疗位置相对较浅的小瘤体，通过微小创口即可清除，对于位置相对较深、体积较大的瘤体，还需要考虑手术切除。

六、注意事项

- 治疗后注意保护疮面的清洁和干燥。
- 严重高血压、冠心病患者慎用。孕妇禁用。
- 饮食方面应忌食辛辣及肥甘厚腻、鱼腥发物。

（武宁波）

第九章 色素障碍性疾病

第一节 白驳风（白癜风）

一、定义

白驳风是指皮肤变白、大小不同、形态各异的局限性或泛发性色素脱失性皮肤病。古代文献又称之为"白癜""白驳""斑白""斑驳"等。本病相当于西医的白癜风。

二、病因病机

本病多因气血失和，脉络瘀阻所致。如情志内伤，肝气郁结，气机不畅，复感风邪，搏于肌肤而发；或素体肝肾虚弱，或亡精失血，伤及肝肾，致肝肾不足，外邪侵入，郁于肌肤而致；或跌打损伤，化学物品灼伤，络脉瘀阻，毛窍闭塞，肌肤腠理失养，酿成白斑。

三、诊断要点

1 本病可发生于任何年龄，以青年多见，男女性别发病基本相等。

2 大多分布局限，也可泛发，全身任何部位的皮肤、黏膜均可发生，但以面、颈、手背为多。

3 皮损为大小不等、形态各异的局限性白色斑片，边缘清楚，周边皮肤较正常皮肤色素稍加深。

4 一般无自觉症状。少数在发疹前或同时，以及在白斑增加或扩展时有轻微瘙痒。

5 病程长短不一，完全自愈者较少，亦有愈后复发者。

四、辨证分型

肝郁气滞证

 证候 发病时间短，皮肤呈乳白色圆形或椭圆形，数目多少不定，可局限也可散发，边界可不清。患者发病前体质较弱或有精神刺激。舌淡红，苔薄白，脉象细滑。（图9-1-1）

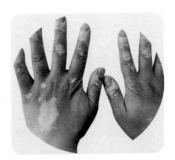

图9-1-1　白癜风（肝郁气滞证）

治则 引邪外出，行气解郁。

 操作要点 依据病损部位，让患者取坐位或卧位，充分暴露白斑区。治疗以皮损为单位，局部行常规消毒，针具选用毫火针，手法选用围刺和散刺法，持火针烧至通红，于皮损处迅速刺入，随即出针，针体直入直出。深度1~1.5mm，不必过深，先在白斑边缘点刺，然后在白斑中以3~5mm距离点刺。

疗程　3~4日治疗1次，10次为1个疗程。可酌情配合中药外用、针灸理气解郁治疗。

肝肾不足证

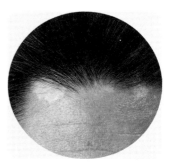

证候　发病时间较长，可有家族史，白斑局限一处或泛发各处，静止而不扩展，境界清楚，边缘整齐。舌淡无华，舌苔薄白，脉细无力。（图9-1-2）

图9-1-2　白癜风（肝肾不足证）

治则　温经益气，补益肝肾。

操作要点　依据病损部位，让患者取坐位或卧位，充分暴露白斑区。治疗以皮损为单位，局部行常规消毒，选用毫火针或多头火针，围刺法，在酒精灯上将针尖烧红后，垂直快速点刺皮肤损害处。点刺针数视皮肤损害大小而定，以点刺后局部皮肤潮红为佳。

疗程　3~4日治疗1次，10次为1个疗程。可酌情配合针灸、紫外线照射治疗。

气血瘀滞证

证候 发病时间长，白斑呈地图形，斑片状，境界清楚而易辨。舌质暗有瘀点或瘀斑，舌苔薄白，脉涩滞。（图9-1-3）

治则 温经活血，行气散瘀。

操作要点 依据病损部位，让患者取坐位或卧位，充分暴露白斑区。治疗以皮损为单位，局部行常规

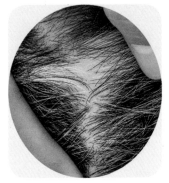

图9-1-3　白癜风(气血瘀滞证)

消毒，针具选用毫火针，手法选用密刺法，将火针在酒精灯上将针尖烧红后，垂直快速点刺皮肤损害处，浅刺、轻刺，直至白斑区密布针眼。

疗程 1周2次，10次为1个疗程。可酌情配合走罐、闪罐、308准分子光、紫外线治疗。

五、按语

白驳风，西医称之为白癜风，是一种常见的色素脱失性疾病，易诊难治。《医宗金鉴·白驳风》指出本病是"由风邪相搏于皮肤，致令气血失和"所致。《医林改错·通窍活血汤所治症目》中有"白驳风血瘀于皮里"之说，因此白驳风病机中涉及更多的仍是气和血，无论是风邪侵扰，气血失和，脉络瘀阻，还是肝肾不足，阳气无力推动气血运行，气机阻滞，血行不畅，所致气血瘀滞。治疗上温阳行气活

血法贯穿本病始终。火针疗法恰可切中白驳风病机而显奇效。

火针疗法用火烧红针尖后迅速刺入皮损内，予以一定的热性刺激，具有针和灸的双重作用，即温热作用。通过火针刺激皮损局部可以有以下作用。①鼓舞人体阳气，扶助人体正气，激发经气，调节脏腑机能，使经络通，气血行，化瘀滞而祛斑；②刺激局部，直达病所，调和气血，促进局部气血通畅，③现代研究发现，火针针刺局部白斑，可以扩张毛细血管，促进血液循环，加强营养供给，激发酪氨酸酶活力，促进黑色素生成，从而达到有效治疗白癜风的目的。

治疗过程中针具选用毫火针，其特点有：针体细，对皮肤损伤轻，在火焰下烧针片刻即针体通红；易于操作，对病变面积较大者可用多针同时治疗，减轻患者痛苦；针孔小，减少了局部被感染的危险；针体细小，减轻了火针后的疼痛；针后基本无出血。

火针治疗后可即可给予局部拔罐放血治疗，可促进局部瘀血的消散，改善郁滞的气机，增强治疗效果。

六、注意事项

- 白驳风皮损建议使用毫火针施治。
- 火针治疗时，不必过深，建议刺达皮下，密度适当。
- 保持皮损局部清洁，防止继发感染。
- 严重高血压、冠心病、孕妇慎用。

（邱洞仙）

第二节 黛黑斑（黄褐斑）

一、定义

黛黑斑是一种面部皮肤出现对称性蝶形淡褐色或褐色色素沉着的皮肤病，以皮损对称分布、形状大小不定、无自觉症状为临床特征，病因较为复杂，与内分泌、妊娠、药物、系统性疾病如肝病有关。日光暴晒、劣质化妆品可诱发本病。

二、病因病机

中医认为本病多由肾阴不足，肾水不能上承，或肝郁气结，郁久化热，灼伤阴血，或劳伤脾土，气血两亏，致使颜面气血失和所致。

三、诊断要点

❶ 好发于中青年女性。

❷ 对称分布于面部，主要在颊部、颧部，亦可累及前额、眶周、鼻、上唇等部位，损害为淡褐色、暗褐色或深咖啡色，大小、形态不一，呈蝶形，边缘清楚，无自觉症状。

③ 紫外线照射后颜色加深，夏重冬轻。

四、辨证论治

肝郁气滞血瘀

 证候

面部黄褐色斑片，患者以妇女为主，伴月经不调病史，症见性情急躁，胸肋胀痛，乳房胀痛，舌质暗红，苔少，脉弦。

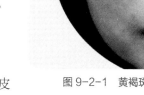

图 9-2-1 黄褐斑

治则

行气活血，散瘀消斑。

操作要点

患者取仰卧位，充分暴露皮损，治疗以皮损为单位，选用细火针散刺法。操作者观察选好点刺位置及范围，用碘伏棉签常规消毒后，左手持点燃的酒精灯，右手拇、食、中指采用执笔式持针法夹握针柄，倾斜放置于酒精灯外焰上，从针根沿针体向针尖方向缓慢移动烧红，准确、快速、垂直点刺刺入皮损，浅刺，疾进疾出，不按压针眼。

疗程

1周1次，3～5次为1个疗程。可酌情配合导入、美白中药面膜治疗

五、按语

黄褐斑属中医学"面尘""黛黑斑"等范畴，中医认为黄褐斑虽然病标在表，而本在内，五脏皆可使面色失华，但是其中肝、脾、肾三脏对于该病发生尤为相关。患此病多见于女性，该病中医辨证最常见的证型是肝郁气滞血瘀证，血为女之本，"瘀""滞"乃黄褐斑产生的最大原因。患者无论是气病及血，还是血病及气，最终产生气滞血瘀，气血瘀滞于经络，不能上荣于面，面部肌肤失养而生色斑，发为黄褐斑。

火针疗法已有数千年历史，明代高武在《针灸聚英》中归纳火针主要有"行气"与"发滞"两大功效。火针疗法结合了针刺与灸法优点，具有温经通络，温阳化气，调达气血脏腑功能的作用。是气滞血瘀型女性黄褐斑中医治疗的理论基础。火针局部点刺阿是穴可激发经气，致气血运行通畅，气血通畅，则瘀消斑散，切中黄褐斑病机。现代研究发现火针对黄褐斑的灼热刺激可使局部充血和轻微水肿，伤及表皮层和真皮浅层，使病变部位血管扩张，局部血液循环得到改善。火针还可使病变区域代谢增强，有利于炎症等病理反应的消失。脾虚湿盛证和肾阴不足证在使用火针治疗过程中，效果不如肝郁气滞血瘀证效果好，故选用肝郁气滞血瘀证作为重点论述。

盖面部皮肤部位特殊，故操作时选用细火针以散刺、浅刺手法为主，选用细火针，针体短小，易于操作，可减轻患者的恐惧心理；烧针时间短，缩短了治疗操作时间；针孔小，减少了局部被感染的危险，遗留瘢痕较小；散刺、浅刺，刺激量小，患者易接受，可减轻患者痛苦，有助于提高治疗依从性。

六、注意事项

- 操作前向患者交代注意事项，缓解紧张情绪。
- 面部皮肤特殊，操作手法宜轻柔，选用细火针浅刺。
- 火针操作后叮嘱患者，点刺部位三天不可沾水，保持皮损局部清洁、干燥，不做皮肤护理，避免触摸、搔抓。
- 火针治疗后可能会在皮损局部出现灼热、微红、瘙痒或疼痛暂时加重，但一般很快消失，不必过于担心，但如果持续时间超过3天，应及时就医。

（张全芳）

第三节　寿斑（脂溢性角化病）

一、定义

脂溢性角化病又称老年疣，中医称为寿斑，是老年人很常见的一种皮肤良性肿瘤，因角质形成细胞成熟迟缓所致的良性表皮内肿瘤。本病大多发生于中老年人。发病与遗传或长期日晒等因素有关。

二、病因病机

中医认为本病多由先天禀赋不足，后天脾胃失调，营血亏损，肌肤失养或肝肾亏虚，痰瘀凝结肌肤所致。

三、诊断要点

① 早期损害为扁平丘疹或斑片，肤色或褐色，表面光滑，境界清楚。以后逐渐增大隆起形成斑块，表面可呈乳头瘤样增生，颜色呈褐色或黑色，外形规则，可见毛囊角栓。

② 皮损常为多发性，可出现于任何部位，但以头面、躯干及上肢等曝光部位最常见。

③ 本病常见于中老年人，但青壮年期也可发病。

④ 病情进展缓慢，无明显自觉症状，偶有瘙痒，无自愈倾向，极少发生癌变。少数患者在短期内出现多发性脂溢性角化病样皮损，称为 Leser-Trelat征。有报告此征可并发内脏恶性肿瘤，应引起重视。

四、辨证论治

血虚风燥证

 皮损为淡黄、黄褐色或黑褐色，表皮增厚，干燥或有痂屑，偶有痒感，舌质淡红，苔薄白，脉细。（图9-3-1）

 活血通络，疏风润燥。

依据皮损部位，嘱患者取坐位或卧位，充分暴露皮损。治疗以皮损为单位，局部行常规消毒（皮损大者给予2%利多卡因局麻），面颈部皮损者宜选用细火针，选用散刺法，施术者持细火针烧至通红，对准病变处迅速垂直刺入，至皮损基底部为宜，随即出针，针体直

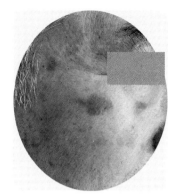

图9-3-1 脂溢性角化

入直出，直至将整个皮损散刺完毕，然后用干棉球与皮损呈45°角推擦皮损使其脱落，再将残留皮损按上述方法散刺1次，散刺后用干棉球按压针眼片刻，不再推擦皮损。当皮损位于躯干、四肢部位时可酌情选用细或中粗火针。

疗程 7~10天治疗1次，1~3次即可。

五、按语

脂溢性角化病又名老年疣，中医称为寿斑。中医认为本病多由先天禀赋不足，后天脾胃失调，营血亏损，肌肤失养所致。火针治疗可通过针体将灼热导入人体，高温可迅速使病变组织碳化，鼓舞血气运行，温补脏腑阳气，既可"借火助阳"以补虚，又可"开门祛邪"以泻实，从而达到活血行气、祛邪生新的目的。本病皮损大多见于面颈部，该部位皮肤薄嫩，宜选用细火针散刺，深度以皮损基底部为宜，不可过深，以免形成瘢痕。部分患者皮损位于躯干四肢部位，可酌情选用中粗火针予散刺或密刺。

六、注意事项

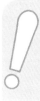

- 避免搔抓患处。
- 点刺处3天内避免沾水及污染局部。
- 避免剧烈运动出汗。
- 瘢痕体质禁用。严重高血压、冠心病禁用。孕妇禁用。

（师小萌）

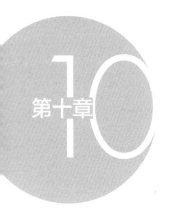

第十章　瘙痒性皮肤病

第一节　湿疮（湿疹）

一、定义

湿疮是一种常见的由于禀赋不耐，因内外因素作用而引起的过敏性炎症性皮肤病。其临床特点为皮损形态多样，对称分布，剧烈瘙痒，有渗出倾向，反复发作，易成慢性等。根据湿疮的不同发病部位及皮损特点，古代文献中又称之为"浸淫疮""血风疮""粟疮""旋耳疮""瘑疮""肾囊风""绣球风""脐疮""四弯风""乳头风"等。本病相当于西医的湿疹。

二、病因病机

湿疮病因复杂，可由多种内、外因素引起。常因禀赋不耐，饮食失节，或过食辛辣刺激荤腥动风之物，脾胃受损，失其健运，湿热内生，又兼外受风邪，内外两邪相搏，风湿热邪浸淫肌肤所致。其发生与心、肺、肝、脾四经关系密切。

三、诊断要点

（一）急性湿疹

急性发病。	常对称分布。好发于面、耳、手、足、前臂、小腿等外露部位，严重时可延及全身。
皮损多形性，可在红斑基础上出现丘疹、丘疱疹及小水疱，集簇成片状，边缘不清。常因搔抓引起糜烂、渗出。如染毒，可有脓疱、脓液及脓痂，臀核肿大。	自觉剧痒及灼热感。

（二）亚急性湿疹

急性湿疮经治疗，红肿及渗出减轻，进入亚急性阶段，或由慢性湿疮加重所致。	
皮损以小丘疹、鳞屑和结痂为主，仅有少数丘疱疹和糜烂或有轻度浸润。	自觉瘙痒。

（三）慢性湿疹

可由急性湿疹反复发作而致或开始即呈慢性。	好发于面部、耳后、肘、腘窝、小腿、外阴和肛门等部位，伴剧痒。
皮损较局限，肥厚浸润显著，境界清楚，多有色素沉着。	病程慢性，常有急性发作。

四、辨证论治

火针治疗前准备：依据皮损部位，嘱患者取坐位或卧位，充分暴露皮损区。治疗以皮损为单位，局部行常规消毒，治疗手法以辩证分型为依据。

湿热互结证

证候

皮疹以湿疹急性期及亚急性期皮损为临床表现。发病迅速，皮疹以红色丘疹、斑疹和斑丘疹为主，伴有少数水疱和丘疱疹，瘙痒明显，或伴有少数糜烂，并少量渗出，结黄色痂皮。部分反复发作处，粟疹成片，色淡红或褐黄。大便干，

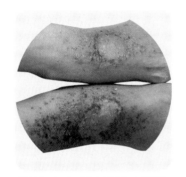

图 10-1-1　湿疹（湿热互结证）

小溲赤，舌边、尖红、苔薄黄或薄白，脉弦数。（图10-1-1）

治则　清热祛湿，引热外达。

操作要点　患者取舒适体位，充分暴露皮损。施术者选用细火针或毫火针，针刺手法选用点刺法。将火针烧至通红，然后迅速地刺入皮损部位，直入直出。点刺深度：丘疹、丘疱疹以破皮渗出为度，红斑渗出者以刺至皮损基底部为度。操作结束后，用消毒干棉球吸尽渗出液并拭干创面。

疗程　隔日治疗1次，3～5次为1个疗程。可酌情配合拔罐、中药湿敷、中药扑粉、红光等治疗。

血虚风燥证

皮疹以湿疹慢性期皮损为临床表现。病情迁延，反复发作。皮损色淡，或灰白，皮肤肥厚、粗糙、干燥。脱屑瘙痒，伴抓痕、血痂、色素沉着。口干欠津，舌质红或淡、苔少，脉沉细或细弱。（图10-1-2）

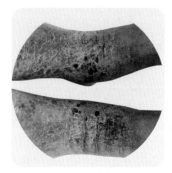

图 10-1-2　湿疹（血虚风燥证）

 治则　祛风止痒，攻散瘀滞。

操作要点　患者取舒适体位，针刺手法可选用密刺法。选用细火针或中粗火针在酒精灯上烧至通红或发白，迅速刺入斑块处，点刺以垂直迅速点刺皮损，深度以不超过皮损基底部为宜。过程中如有出血不要马上止血，让局部自然流出少量血液后用干棉球按压止血。可酌情配合中药湿敷、蜡疗等治疗。

疗程　1周2次，3~5次为1个疗程。

五、按语

　　湿疹是一种超敏性炎症性皮肤病，属于中医"湿疮"的范畴。因皮损总有湿烂、渗液、结痂而得名。本病的特点是皮疹多形态，对称分布、有渗出倾向，自觉瘙痒，反复发作，易成慢性。中医学认为，湿疹乃因禀赋不耐、风湿热客于肌肤而成；或因脾失健运，或因营血不足，湿热羁留，以致血虚风燥、风湿燥热郁结，肌肤失养所致。中医外治特色疗法火针治疗湿疹，其作用，一为清热祛湿，二为以热引热，三为祛风止痒。治疗急性期及亚急性期湿疹，皮疹以丘疹、水疱、渗出为主，火针导入的火热之性，借火力强开外门，使毒热外泄，清热除湿，从而使水疱、渗出之湿热之邪去除，行针后让渗液、血液自然流出，亦是给热毒之邪以出路。慢性期皮损肥厚粗糙，色暗脱屑，气血瘀滞之象较重，利用火针法的温经活血之功，可直接疏泄腠理，使风邪从表而出，又可借其温热之性，使血热而行，血循正常，血行风自灭，使慢性湿疹顽固的瘙痒能够得到缓解，瘀滞自除，也能使肥厚的皮损迅速变薄，尤其皮损痂壳厚积处经治疗后，痂皮可逐步脱落，皮损也随之缩小直至消失。对于慢性期皮损，还可借火针点刺后的针孔，配合药物外涂，帮助药物渗透，从而达到快速止痒、快速消除皮损的作用。

徐灵胎《医学源流论》："外科之法，最重外治。"所以在湿疹的治疗上重视外治，火针配合相应不同阶段中药湿敷，急性及亚急性期配合中药撒粉，慢性期配合中药蜡疗，两者合用，相得益彰，从而发挥更好疗效。

六、注意事项

● 火针治疗结束后短时间内局部渗出可增多，不必着急。

● 治疗后注意保护局部的清洁和干燥。针刺后局部可形成痂壳，避免搔抓，局部瘙痒者，配合外用药物治疗，以防搔抓后继发感染。

- 治疗期间注意观察皮损变化，应在止痒结痂后坚持治疗一段时间，以巩固疗效。

- 孕妇、严重高血压、严重心脏病患者禁用。晕针者禁用。

（王月美）

第二节　风瘙痒（皮肤瘙痒症）

一、定义

　　风瘙痒是一种无原发性皮肤损害，仅以皮肤瘙痒为临床表现的皮肤病。临床上一般分为局限性和泛发性两种，局限性以阴部、肛门周围多见，泛发性可泛发全身。中医学又称之为"痒风"、"血风疮"等。本病相当于西医的皮肤瘙痒症。

二、病因病机

　　本病可由多种内外因素所致。凡禀赋不耐，素体血热，外感风邪侵袭；久病体虚，气血不足，血虚生风；饮食及情志失调；皮毛、羽绒等衣物接触、摩擦等原因均可导致本病的发生。

三、诊断要点

① 无原发性皮肤损害。

② 全身性或局限性阵发性剧烈瘙痒，夜间尤甚。

③ 患处可出现继发性皮肤损害，如抓痕、血痂、色素沉着以及皮肤肥厚粗糙甚至苔藓样变等。

④ 慢性病程，部分病人与季节气候变化、精神紧张、饮食刺激、衣物摩擦等关系明显。

⑤ 长期顽固性瘙痒患者，应作进一步全身检查，注意排除肿瘤、糖尿病等疾病。

四、辨证论治

风盛作痒、瘀血阻滞证

证候 风盛者多发生于冬春季节，临床常见周身皮肤瘙痒，痒无定处，抓破出血，随破随收，破处多为干性，皮肤干燥，上覆少许细薄干燥鳞屑如糠似秕，抚之即落。舌红、苔薄黄、脉弦数。瘀血阻滞者多发生于老年人，不分季节。瘙痒多限于腰围，足背，手腕部等受挤压部

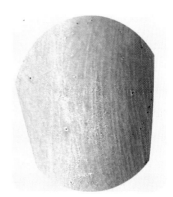

图 10-2-1　瘙痒症

位，证见抓痕累累，伴有紫色条痕，面色晦暗，口唇色紫，口干不欲饮，舌质暗或有瘀点或瘀斑，不欲饮，脉涩滞。(图10-2-1)

治则　疏散外风、温通气血、祛风止痒。

 操作要点　患者取舒适体位，选用瘙痒明显处即阿是穴作为针刺点。用细火针或毫火针散刺法，浅刺。施术者将火针烧至通红或发白，垂直快速点刺瘙痒处中央。疾进疾出，出针后用干棉球迅速按压针眼。可酌情配合瘙痒处邻近穴位火针点刺，如瘙痒发生于躯干部，可配合膈俞、肺俞；发生于上肢，可配合曲池；发生于下肢，可配合风市、血海。

 疗程　3天1次，3～5次为1个疗程。可酌情配合放血拔罐、中药涂擦、火疗等治疗。

五、按语

《诸病源候论》记载："凡瘙痒者体虚多风，风入腠理，与血气相搏，而俱往来，在于皮肤之间"。老年人肝肾精血亏虚，气血不足，脾胃虚弱，而导致不能温煦和濡养肌肤腠理，再加上风邪乘虚侵袭，以致闭阻经络，气滞血瘀，风从内生，出现皮肤瘙痒。火针具有疏散外风、熄灭内风、行血止痒的作用。火针可以使风邪从表面而出，又借温热之性，使血得温而行，皮肤腠理得养而燥除风熄，痒自灭。火针疗法具有针和灸的双重治疗作用，既有针的刺激又有灸的温热刺激。许多老年患者曾表达皮肤的瘙痒症状只有搔抓出血后才会稍感舒服，痒为痛之渐，使用火针作用于瘙痒皮损处，局部针刺其针孔使得开泻时间更长，风邪有出处，达到了祛风止痒的目的，即意为"治风先治血，血行风自灭"。即如明代高武著《针灸聚英》中所言："火针大开其针孔，不塞其门，风邪从此而出"。

选穴中曲池为手阳明大肠经的合穴，既清肌肤之热，又清胃肠湿热，起到搜风止痒的作用；血海可养血润燥，祛风止痒；风市乃祛风之要穴；膈俞属血会，能活血止痒，配血海寓"治风先治血，血行风自灭"之意。配穴更能起到活血养血、祛风止痒的功效。

六、注意事项

● 治疗时要随时观察患者的面色及全身情况，如出现心慌、出冷汗、剧烈疼痛等情况时应立即停止治疗。

● 保持点刺部位清洁干燥，两小时内避免水洗、药浴等。点刺部位结痂时勿强行剥脱痂壳，让其自行脱落。

● 孕妇、严重高血压、严重心脏病患者禁用。晕针者禁用。

（王月美）

第三节　牛皮癣（神经性皮炎）

一、定义

牛皮癣是一种患部皮肤状如牛项之皮，肥厚而且坚硬的慢性瘙痒性皮肤病。在中医古代文献中，因其好发于颈项部，称之为"摄领疮"；因其缠绵顽固，亦称为"顽癣"。本病相当于西医的神经性皮炎。

二、病因病机

本病初起为风湿热邪阻滞肌肤，以致营血失和，经气失疏，日久血虚风燥，肌肤失养，以致本病发生。再者情志郁闷，衣领拂着，搔抓，嗜食辛辣、醇酒、鱼腥发物等皆可诱发或使本病病情加重。

三、诊断要点

1 局限性好发于项部及骶尾部、四弯，而播散性分布较广泛，以头面、四肢、腰部为多见。

2 局部皮肤先有痒感，因搔抓局部出现发亮的扁平丘疹，并迅速融合发展为苔藓样变。

3 病变处通常无色素沉着，多对称分布、剧痒。

4 本病常呈慢性反复发作。

四、辨证论治

风湿热蕴结证

证候 皮疹好发于颈项部、肘膝关节伸侧、骶尾部、四肢伸侧等部位。皮损为有聚集倾向的扁平丘疹，坚硬而有光泽，日久融合成片，皮肤纹理增厚，呈苔藓样变，干燥伴细碎鳞屑。皮损局限或播散。呈阵发性剧痒。（图10-3-1）

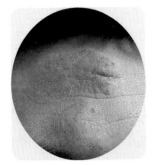

图10-3-1 神经性皮炎

治则 引热外达，清热除湿，活血散结，祛风止痒。

操作要点 依据病损部位，让患者舒适体位，充分暴露皮损区。以皮损为单位，局部行常规消毒，施术者持中粗火针，将针尖在酒精灯外焰处烧至通红，快速垂直点刺皮损，随即出针。若皮损较轻仅呈丘疹样，采取点刺法；若皮损呈苔藓样变且瘙痒顽固剧烈者，可采取密刺法。刺入深度以刺至皮损基底部为度。针刺密度依皮损大小及患者体质而定。

疗程 分批次治疗，3天1次/皮损，3～5次为1个疗程。可酌情配合中药药浴（局部）、走罐、刺络拔罐、烟熏等治疗。

五、按语

牛皮癣，西医称之为神经性皮炎，属神经功能障碍性慢性皮肤病。中医认为主要的发病机制为"湿、热、风、瘀"，内蕴于肌肤腠理，加之肝气郁结、情志不调，病久而化火，火邪入血而致血虚风燥，导致肌肤失养而发。

《类经·运气类》言："发，发越也……凡火所属，其有结聚敛伏者，不宜憋遏，故因其势而解之，散之，升之，扬之，如开其窗，如揭其被，皆谓之发。"火针属温法，而神经性皮炎起病之初为肝郁化火之证，通过火针速刺皮损局部，借火力强开外门，以其开门祛邪之功，可直接疏泄腠理，透热转气，引热外出，使火热毒邪外散，从而达到"以热引热、清热解毒"的目的。随病情进展，该病逐渐转为风湿蕴阻、血虚风燥之证，皮损肥厚粗糙，聚集成片。《针灸聚英》云：

"盖大开其孔,不塞其门,风邪从此而出。"火针之"开门祛邪"之功,可直接疏泄腠理,使风、湿毒邪从表而出。同时火针导入的火热之性使血热而行,有行气活血之功,促进气血流动,以疏其滞,通其络,增强局部抵抗力,使体表腠理得养而燥除风熄,痒自停。血行则风自灭,风止则瘙痒停。无论新病久病,均能立效。火针亦可使皮损处瘀积的气血得以消散,奏祛瘀生新之功,针刺后局部形成痂壳,自行脱落后使皮损逐渐变薄。

选择中粗火针点刺皮损出现的针孔,针孔开大后可使针孔开泄时间延长,从而更有效开启经络之外门,给病邪以出路,则风湿热等外邪可从针孔直接排出体外。火针的点刺深度、密度应根据皮损厚度、是否新发皮损而有所调整。对于新发皮损,其特征往往表现为孤立丘疹或刚融合成片的丘疹带,可选择每个丘疹进行点刺,刺入深度约0.5mm;而病程长、发病久者,皮损一般呈苔藓样变,火针刺入深度应适当加深至1~1.5mm,增加点刺密度,达到增加火针治疗刺激量的目的。

六、注意事项

● 火针治疗后严禁揉搓、抓挠,点刺部位24小时避免沾水,保持点刺局部清洁干燥,防止继发感染;

● 点刺部位结痂时勿强行剥脱痂壳,让其自行脱落。

● 严重高血压、冠心病患者及孕妇忌用。

(张立欣)

第四节　顽湿聚结（结节性痒疹）

一、定义

　　顽湿聚结是一种以皮肤结节损害、剧烈瘙痒为特征的慢性、炎症性、瘙痒性皮肤病。以皮肤结节损害，剧烈瘙痒为特征。古代文献亦称之为"马疥"。本病相当于西医的结节性痒疹。

二、病因病机

　　本病多因体内蕴湿，兼感外邪风毒，或昆虫叮咬，毒汁内侵，湿邪内毒凝聚。经络阻隔，气血凝滞，形成结节而作痒。少数或因忧思郁怒，七情所伤，冲任不调，营血不足，脉络瘀阻，肌肤失养所致。

三、诊断要点

1 多见于中老年，又以妇女多见。

2 好发于四肢伸侧，且小腿伸侧最为常见。

3 典型皮损为疣状结节性损害，周围皮肤有色素沉着或增厚，成苔藓样变。且结节一般不相融合，孤立存在。

4 自觉剧烈瘙痒，夜间及精神紧张尤甚。

5 可伴有昆虫叮咬史。

四、辨证论治

湿毒证

证候 病程较短，皮损为结节。表面略有粗糙，色泽灰褐，瘙痒剧烈，部分搔破则有污血渗出，或结血痂，舌淡红，脉弦数或弦滑。（图10-4-1）

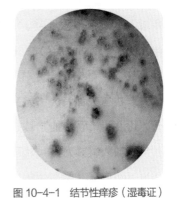

图10-4-1 结节性痒疹（湿毒证）

治则 除湿解毒，祛风止痒。

操作要点 依据皮损部位，嘱患者取坐位或卧位，充分暴露皮损。治疗以皮损为单位，局部行常规消毒，选用点刺法和围刺法。施术者持中粗火针烧至通红，快速刺入皮损，深度至皮损基底部为度，随即迅速出针。每一个结节于中点处点刺，结节较大者可在此基础上在其上下左右各围刺1针。而后选用口径适当的火罐以闪火法吸拔病损部位，留罐10分钟，起罐后用消毒棉球擦净血污。

疗程 隔日治疗一次，3-5次/疗程。可酌情配合中药熏蒸、中药烟熏疗法。

血瘀证

证候 病程较长，皮损硬实呈现结节性增生，表面粗糙，经久不消，皮损色紫暗，瘙痒难忍，舌淡红，脉迟缓或涩。（图10-4-2）

治则 温经通络，活血化瘀

 操作要点 依据皮损部位，嘱患者取坐位或卧位，充分暴露皮损。治疗以皮损为单位，局部行常规消毒，选用密刺法和围刺法。施术者持粗火针烧至通红，快速刺入皮损，深度至皮损基底部为度，随即迅速出针。

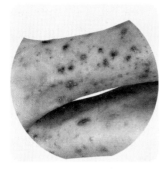

图 10-4-2　结节性痒疹（血瘀证）

 疗程 隔日治疗1次，3~5次为1个疗程。可酌情配合中药熏蒸、中药烟熏疗法。

五、按语

顽湿聚结，西医称之为结节性痒疹。中医认为多因昆虫叮咬，皮肤受损，顽风湿毒入侵肌肤，日久不去，滞留经络，瘀阻血脉而成。火针治疗结节性痒疹辩证属湿毒者，体现了"火郁发之"之理，直达病所，疏泻腠理，湿得热则散，使湿热之邪从表而出，又可借温热之力使血得热而行，"血行风自灭"，风散则痒自止。现代医学认为，火针点刺具有消肿散结，促进慢性炎症吸收作用，可将病变组织破坏，激发自身对坏死组织的吸收。辩证属血瘀者通过火针温热之功，作用于腧穴，激发经气，鼓舞血气运行，温化脏腑阳气，达到化痰除湿，行瘀散结之功，促进结节进一步变平。《内经》提出"血实者决之"，"宛陈则除之者，去血脉也"，火针治疗皮损局部可排出瘀血以祛毒，疏通经络，开窍泻热、调和气血，祛风止痒；同时可振奋全身之阳气，使经气疏通。配合以拔罐疗法，可增强养血和血、通经活络之功，使腠理开，病邪达表而除。配合中药烟熏，皮损表面的烟油能较长时间维持药效，润肤软坚，从而能够更好地祛风除湿止痒，故而顽湿得化，结聚得散。配合中药熏蒸，可使药物通过腠理直达病灶，起到活血祛风，除湿解毒，软坚散结之功效，从而达到治愈疾病的目的。

六、注意事项

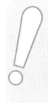

- 点刺后局部会有暂时瘙痒感是正常现象，嘱患者避免搔抓。
- 火针治疗后应反复向患者强调点刺部位24小时内避免水洗、药浴等，保持点刺部位清洁干燥，否则容易引起局部感染。
- 点刺部位结痂时勿强行剥脱痂壳，让其自行脱落。

（李佩赛）

第五节　松皮癣（皮肤淀粉样变）

一、定义

松皮癣是由淀粉样蛋白沉积于皮肤组织而不累及其他内脏器官的一种疾病。古代文献称之为"松皮癣""顽癣"等。本病相当于西医的原发性皮肤淀粉样变。

二、病因病机

本病多因患者先天气血不足，内蕴湿热，复感风热之邪，风湿结聚，使气血运行失调，客于肌肤凝滞而成；或因情志内伤饮食不节，郁久化热，化燥伤阴，阴血双亏，肤失濡养而引起。

三、诊断要点

❶ 好发于小腿伸侧、上背部、上肢伸侧等处。

❷ 皮损开始为淡褐色至黑褐色斑，逐渐隆起呈半球形粟粒至绿豆大小坚实丘疹或结节，表面粗糙，群集成片或排列呈串珠状。

❸ 常伴剧痒。

❹ 病程缓慢，常迁延数年至十数年或更长时间，间可自行消退，但易复发。

❺ 刚果红试验阳性。

❻ 组织病理和特殊染色显示淀粉样蛋白沉积。

四、辨证论治

风湿蕴结，郁久耗阴，肌肤失养证

证候 皮疹好发于双胫前，典型损害为半球形或圆锥形，色棕褐，质硬、密集排列，但又互不融合的丘疹，常沿皮纹呈串珠

状排列，表面粗糙、有少许鳞屑。皮疹可延及躯干、四肢，严重时，呈苔藓样变。伴剧烈瘙痒。（图10-5-1）

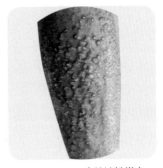

图 10-5-1　皮肤淀粉样变

治则　清热除湿，祛邪引热，祛风止痒。

操作要点　依据皮损部位，让患者取舒适体位，充分暴露皮损区。治疗以皮损为单位，局部行常规消毒后，施术者持中粗火针，将针尖在酒精灯外焰处烧至通红，迅速垂直点刺皮损，随即出针。深度约0.2～0.5cm。孤立不融合丘疹可于丘疹顶端点刺，皮损严重呈苔藓样变时，可采用密刺法。

疗程　分批次治疗，3～5天治疗1次/皮损，3～4次为1个疗程。可酌情配合中药湿敷、中药封包、走罐及烟熏、蜡疗等治疗。

五、按语

皮肤淀粉样变属中医"松皮癣""顽癣"范畴。中医认为本病初起主要是由于风热客于肌肤、湿热困阻皮肤所致，日久血瘀则血虚风燥、肌肤失养。

火针既有针的机械刺激，又有火的温热刺激，具有祛邪引热、温经通络、祛风止痒等作用。皮肤淀粉样变源于风湿之邪相互搏结，客于肌肤，致肌肤失去荣养而起病，火针利用其火热之力，强开腠理，使"邪气有出路"，而达到邪去正安的效果；且火针的火热刺激，引动湿热毒邪外出，达到"以热引热""祛风除湿"的作用。同时，火针具有激发经气、疏通经络、行气活血散瘀作用，针对病程长久的皮肤淀粉样变者，因日久化热生燥，伤及阴血，肌肤失养，气滞血瘀，且皮疹干燥、粗糙、坚硬，为血虚风燥之证。而火针有古代文献阐述"针冷治病无功，亦不入内也"。"入内"所指就是特殊的针热作用对人体刺激，造成局部气血运行加速，温通经脉，温养气血，促进体表气血流通，行气活血，血足风散则痒止。中医有云"风盛则痒"，而血行则风自灭，风止则瘙痒停。

皮肤淀粉样变皮损多为质地坚实的不融合丘疹，故选择以中粗火针点刺，因选择针具较粗，加之借助火热之力，出针后针孔不会很快闭合，可使湿热、风邪等从针孔直接排出体外。鉴于该病皮疹坚实、肥厚，选择中粗火针及密刺法治疗，以使针刺产生足够刺激量，刺激量越大，则功效越好，起效越快，越能有效改善患者皮损外观及瘙痒程度。

六、注意事项

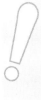

- 火针治疗后，点刺部位24小时避免沾水，保持点刺局部清洁干燥，防止继发感染。
- 火针治疗后6小时再外用药膏。
- 点刺部位结痂时勿强行剥脱痂壳，让其自行脱落。
- 孕妇及严重高血压、冠心病患者忌用。

（张立欣）

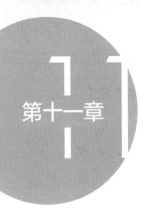

第十一章 物理性皮肤病

第一节 冻疮（冻疮）

一、定义

冻疮是指人体受寒邪侵袭所引起的损伤。本病多见儿童、妇女及末梢血液循环不良者，经常在寒冷环境工作的人员也容易患本病。古代文献中有"冻烂肿疮""冻烂疮"及"冻疮"等名称，好发于体表暴露的部位如手、足、耳、鼻、颜面等，又称为"水浸手""水浸足""战壕足"等。中西医病名一致。

二、病因病机

本病乃因素体气血虚弱，复感外寒，导致寒凝肌肤，经脉阻塞，气血凝滞而成。本病轻浅者，仅为皮肤络脉气血凝滞，成肿为斑；重者，肌肉脉络气血凝滞不通，复感邪毒，寒极化热，热盛肉腐而溃。

三、诊断要点

❶ 发病季节明显，有受冻与寒冷史。

❷ 皮损为局限性紫红色水肿性斑，好发于身体末梢部位，对称分布。

❸ 局部胀痒，遇热后加重，溃烂后疼痛。

❹ 经过缓慢，天暖自愈，易于复发。

四、辨证论治

阳虚受寒，气滞血瘀证

证候 形寒肢冷，颜色苍白，继而红肿，有灼痛或瘙痒，麻木，或出现水疱、肿块，皮色紫暗，感觉迟钝或消失；舌淡，苔白，脉弦细。

治则 温经散寒，活血通络。

操作要点 治疗上选取选择阿是穴（皮损）和中脘穴，治疗时取仰卧位，皮肤常规消毒，将火针尖部在酒精灯上烧红，快速刺入中脘穴（3~5mm），快速出针后，用消毒棉球按压针眼。皮损处阿是穴，针具选用毫火针，散刺法，浅刺。持火针烧至通红，于皮损处迅速刺入，随即出针，针体直入直出。

疗程 隔日治疗1次，5次为1个疗程。可配合艾灸疗法。

五、按语

本病中医称之为冻疮，是由于寒冷的刺激，使局部气血阻滞不通发生瘀血所致。火针疗法具有温经逐瘀散寒，通经活络的作用，治疗冻疮效果显著。《素问·举痛论》"寒气客于脉外则脉寒，脉寒则缩蜷，缩蜷则脉绌急，绌急则外引小络，故卒然而痛，得炅则痛立止"。火针疗法借"火"之力而强开外门，"开门祛邪"，"温阳化气"，"散寒止痛"。选用毫火针散刺局部皮损，火针借火之力取效，经过加热的针体，将火热直接导入机体，鼓舞气血运行，针孔引邪外出，从而直接快速地驱除滞于肌肤经脉之寒邪，其次鼓舞人体阳气，扶助人体正气，激发经气，调节脏腑机能，使经络通，气血行，化瘀滞而止痛；火针刺激局部皮损，直达病所，调和气血，促进局部气血通畅，加强营养供给而改善局部症状。治疗中配合火针点刺中脘穴，中脘能鼓舞中焦之气，可以灌溉四旁，使四肢得以温煦。火针点刺中脘穴可温暖中焦，补益气血而荣养肌肤，故为冻疮所常用。

因冻疮皮疹多位于颜面、肢端皮多肉少部位，选用毫火针散刺、浅刺，可以减轻对皮肤的创伤，减轻患者痛苦，减少局部被感染的风险。

六、注意事项

- 火针治疗后需要保持皮损局部清洁，防止继发感染。
- 嘱患者锻炼身体，增强体质；严寒季节、寒冷环境中作业或接触冷水潮湿，宜加强防冻保暖措施。

- 冻疮出现肿胀、水疱发痒时，忌用力搔抓，避免皮肤受损感染。

第二节　肉刺（鸡眼）

一、定义

肉刺是足部皮肤长期受挤压或摩擦而致的角质增生物，皮损淡黄色或深黄色，根陷肉里，顶起硬凸，中褐边淡，形似鸡的眼珠，故名。本病好发于跖部或趾侧，多见于穿着紧窄鞋靴，长期行路或足部畸形者。属中医学"肉刺"范畴。相当于西医的鸡眼。

二、病因病机

本病多因穿着紧窄鞋靴长期站立或远行，或足骨高突，使局部长时间受压或摩擦而致气血运行不畅，瘀阻日久，皮肤失养而成。

三、诊断要点

① 好发于跖部或趾侧，多见于穿着紧窄鞋靴、长期行走或站立，或足部畸形者。

② 皮损为境界清晰的淡黄色、深黄色圆形、椭圆形角化过度，绿豆至蚕豆大，平于皮面或略高于皮面，表面光滑有皮纹，质坚实，削去外层则可见到致密的核心向下楔入真皮，恰似倒置的圆锥。

③ 局部受压时可引起明显的疼痛，甚至呈切割样、顶撞样锐痛。

④ 发生于两趾间的损害由于汗浸渍，表面变软呈白色，故又称软鸡眼；而发生在趾背、趾侧的损害表面角化明显的称硬鸡眼；在有骨刺的部位常出现顽固性鸡眼。

四、辨证论治

气血凝滞，痰瘀互结证

 证候 皮损初起受压处皮肤增厚，表面黄白色，逐渐增大为绿豆或豌豆大，境界清楚，表面光滑，有明显皮纹。舌红或暗，苔薄，脉细涩。（图11-2-1）

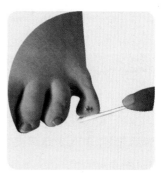

图 11-2-1　鸡眼

 操作要点 依据皮损部位，嘱患者取坐位或卧位，充分暴露皮损。治疗以皮损为单位，局部行常规消毒及2%利多卡因局麻。选用中粗火针，用点刺或密刺法，施术者持火针烧至通红，对准病变处迅速垂直刺入皮损基底部，随即出针，针体直入直出，直至将整个皮损全部治疗结束。用无菌干绵球按压片刻，拭干创面。

疗程 5～7天治疗1次，1～3次即可。

五、按语

鸡眼是因皮肤局部长期受压或摩擦而引起的局限性圆锥状角质增生性损害，压迫感觉神经末梢，引起疼痛，影响行走。《诸病源候论》中："脚趾间生肉如刺，谓之肉刺。肉刺者，由着靴急小，趾相揩而生也。《医宗金鉴·外科心法要诀》谓："此证生在脚趾，形如鸡眼，根陷肉里，顶起硬凸，疼痛步履不得。或因缠脚，或着窄鞋远行，皆可生之。"种种原因导致足部气血运行不畅，瘀阻日久，皮肤失养而成，治疗上应遵循行气活血、软坚散结止痛的原则。火针疗法正是通过阿是穴将灼热的火针直接导入病所，使针体周围微小范围内病变组织被灼至碳化，从而松解粘连板滞的鸡眼组织，激发人体经气，鼓舞气血运行，发挥温通经络、消癥散结、活血止痛的作用，鸡眼为限局性角质增生性损害，质地硬韧，故宜选用中粗火针，并行密刺法，因鸡眼皮损为倒圆锥形损害，故火针治疗病变中心位置时深度宜深，达到基底部，越向周边，深度应逐渐递减，以不损伤周围正常组织为宜。

六、注意事项

- 避免搔抓患处。
- 点刺处3天内避免沾水及污染局部。
- 避免剧烈运动，穿宽松平底质软的鞋。
- 瘢痕体质禁用。严重高血压、冠心病禁用。孕妇禁用。

（师小萌）

第三节　日晒疮（多形性日光疹）

一、定义

日晒疮是皮肤对日光照射的一种迟发型变态反应，好发于中青年女性，临床上以暴露部位出现多形性皮疹为特点，自觉灼热、瘙痒，易反复发作。

二、病因病机

中医认为本病主要是由于素体禀赋不耐，腠理失却其致密防卫之功，以致不能耐受日光照晒，毒热之邪郁于肌肤不得外泄而发病。

三、诊断要点

1 临床表现：发病有明显的季节性，一般发生于春季和夏季，症状与日光照射有明确关系，患者多为中青年女性，皮损发生在光暴露部位，包括面部突出部位、颈后、颈前V区、手背、前臂伸侧等处。损害呈多形性，常见损害包括丘疹、丘疱疹、红斑、斑块等，对每一位患者而言常以一种损害为主。瘙痒显著，多无全身症状。

2 光敏感实验可出现异常性红斑反应或光激发试验阳性。

3 除外其他可能的紫外线相关性皮肤病。

四、辨证论治

血热蕴肤

证候 日晒暴露部位皮损以红斑、丘疹为主，自觉瘙痒，口干欲饮，大便干结，小便短黄，舌淡红，苔薄黄，脉数。（图11-3-1）

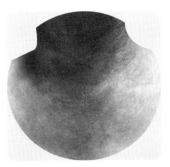

图 11-3-1　日光疹（血热蕴肤）

治则 引热外达，祛风止痒。

操作要点 患者取舒适体位，充分暴露皮损，治疗以皮损为单位，选用细火针点刺法。操作者观察选好点刺位置及范围，用碘伏棉签常规消毒后，左手持点燃的酒精灯，右手拇、食、中指采用执笔式持针法夹握针柄，倾斜放置于酒精灯外焰上，从针根沿针体向针尖方向缓慢移动烧红，准确、快速、垂直点刺刺入皮损，点刺深度至皮损基底，疾进疾出，不按压针眼。而后选用口径适当的火罐以闪火法吸拔皮损部位，留罐10分钟，起罐后用消毒棉球擦净血污。

疗程　1周2次，3～5次为1个疗程。可酌情配合拔罐、中药湿敷治疗。

湿毒蕴结

证候　皮损除红斑、丘疹外，尚有水疱、糜烂、渗液、结痂等多形性损害，自觉瘙痒，常伴有身热、乏力、食欲不振。舌质微红，苔微黄或腻，脉沉濡或滑数。（图11-3-2）

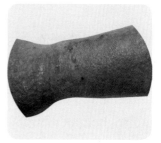

图 11-3-2　日光疹（湿毒蕴结）

治则　健脾利湿　清热解毒。

操作要点　患者取舒适体位，充分暴露皮损，治疗以皮损为单位，选用细火针或中粗火针，针刺手法采用点刺法和围刺法。操作者观察选好点刺位置及范围，用碘伏棉签常规消毒后，左手持点燃的酒精灯，右手拇、食、中指采用执笔式持针法夹握针柄，倾斜放置于酒精灯外焰上，从针根沿针体向针尖方向缓慢移动烧红，准确、快速、垂直点刺刺入皮损，点刺深度至皮损基底，疾进疾出，针对丘疹、丘疱疹、水疱，采用点刺法，刺破皮损即可，红斑、糜烂皮损采用围刺法，沿皮损外围向内点刺。

疗程 1周2次，3～5次为1个疗程。可酌情配合中药湿敷、He-Na激光照射治疗。

五、按语

《圣济总录》曰："表虚卫气不足，热邪乘之，血脉留滞，热则瘙痒，久不瘥，淫邪散溢，搔之则成疮。"中医认为本病多由先天禀赋不耐日光照晒，风热毒邪留滞血脉，郁于肌肤不得外泄所致。以郁为因，以堵为逆，以发为顺，故治疗大法当以"火郁发之"为原则，应用火针开门祛邪、以热引火外出，同时可温壮阳气，增强正气以治病求本。

清·陈士铎《洞天奥旨》云："日晒疮，乃外热所伤，非内热所损"。第一，火针疗法借"火"之力而强开外门，"开门祛邪"，"以热引热"，选用火针点刺局部皮损，火针借火之力取效，经过加热的针体，将火热直接导入人体，引阳达络，直接激发阳气，鼓舞气血运行，针孔引邪外出。从而直接快速地驱除滞于肌肤经脉之风热火毒，使热散而痒退疹消。第二，现代研究认为火针直接作用于表皮与真皮之间，刺激游离的神经末梢，传导给大脑皮层第二兴奋灶，提高痛觉以降低痒觉，从而止痒。第三，火针刺激皮表，可起到脱敏的作用。火针相比强烈的太阳光，可作为小剂量"火毒"，用它刺激皮表，使人体皮肤逐渐适应"火毒"刺激，从而达到脱敏的效果，减少复发。

针对不同证型，选用不同的针刺手法。血热蕴肤证皮损以红斑丘疹为主，选用点刺法配合拔罐治疗，点刺丘疹，可直接消除皮损，《素问·血气形志》篇曰："凡治病必先去其血"，故单个丘疹火针点刺，配合拔罐放血可以迅速达到清热祛风，散结止痒的作用，配合清热凉血中药湿敷治疗可凉血消斑，促进皮疹消退。湿毒蕴结证皮损表现为红斑、糜烂、渗出，选用围刺法，围绕病变部位施以一层甚可多层的包围性针刺，意在增强刺激量，使病变部位局限，同时火针的温热作用可促进糜烂面干燥结痂，配合燥湿止痒中药湿敷及He-Na激光照射可减轻局部炎症反应，促进创面干燥愈合。

六、注意事项

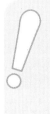

- 治疗前与患者做好沟通解释工作，不宜在患者精神过于紧张、饥饿及疲劳等状态下进行治疗。施术时注意安全，应在避风、明亮处进行，防止烧伤或火灾等事故的发生。

- 火针点刺时，每烧一次针，只点刺一下，务必做到"红、快、准"。点刺深度以至皮损基底部为宜，不宜过深，防止留疤。

- 火针操作后叮嘱患者，点刺部位三天不可沾水，保持皮损局部清洁、干燥，不做皮肤护理，避免触摸、搔抓。

- 火针治疗后可能会在皮损局部出现灼热、微红、瘙痒或疼痛暂时加重，但一般很快消失，止痒效应可持续数天。

- 一般来说，治疗操作后第二天火针点刺针孔开始结痂，忌搔抓，待结痂自动掉落。

（张金芳）

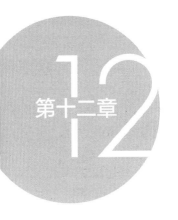

第十二章 其他类皮肤病

第一节 白疕（银屑病）

一、定义

白疕是一种以红斑、丘疹、鳞屑为主要表现的慢性复发性炎症性皮肤病。其临床特点是在红斑基础上覆以多层银白色鳞屑，刮去鳞屑有薄膜及点状出血点。古代文献记载有"松皮癣""干癣""蛇虱""白壳疮"等病名。本病相当于西医的银屑病。

二、病因病机

本病总因营血亏损，血热内蕴，化燥生风，肌肤失于濡养所致。初期多为风寒或风热之邪侵袭肌肤，以致营卫失和，气血不畅，阻于肌表；或兼湿热蕴积，外不能宣泄，内不能利导，阻于肌表而发。病久多为气血耗伤，血虚风燥，肌肤失养；或因营血不足，气血循行受阻，以致瘀阻肌表而成；或禀赋不足，肝肾亏虚，冲任失调，营血亏损，而致本病。

三、诊断要点

1 红斑或丘疹上覆有厚层银白色鳞屑，抓之脱落，露出薄膜，刮之有出血点，即可诊断为寻常型银屑病。

2 有寻常型银屑病的皮疹，兼有密集米粒大小的脓疱，脓液培养无细菌生长，或伴有发热等全身症状，即为脓疱型银屑病。

3 有银屑病史或有其皮疹，伴有关节炎症状，远端小关节症状明显，但类风湿因子阴性者，可诊断为关节病型银屑病。

4 全身皮肤弥漫性潮红、浸润肿胀，伴有大量脱屑，可见片状正常皮肤（皮岛），表浅淋巴结肿大，血白细胞计数增高，全身症状明显者，可诊断为红皮病型银屑病。

四、辨证论治

血热证

 证候 多见于急性进行期银屑病。皮疹多呈点滴状，发展迅速，颜色鲜红，层层鳞屑，瘙痒剧烈，抓之有点状出血，或夏季加重，伴有口干舌燥，咽痛，怕热，大便干结，小便黄赤，舌质红，苔薄黄，脉弦滑或数。(图12-1-1)

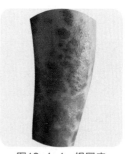

图12-1-1　银屑病
（血热证）

 治则 借火助阳，以热引热，迫邪外出。

操作要点 进行期不适合行火针治疗，以防同形反应。可酌情配合中药药浴、紫外线照射、拔罐等治疗。

血瘀证

证候 多见于顽固性银屑病。病史较长，年龄偏大，久治反复不愈，皮损肥厚浸润呈皮革状、斑块状，鳞屑较厚，覆盖红斑，颜色暗红，舌质紫暗有瘀点瘀斑，脉涩或细缓。（图12-1-2）

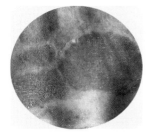

图12-1-2　银屑病（血瘀证）

治则 活血化瘀，解毒通络。

操作要点 依据病损部位，让患者取坐位或卧位，充分暴露皮损部位。治疗以皮损为单位，局部行常规消毒，选择中粗火针，将火针烧至发红后迅速刺入皮损部位，总体深度不宜超过皮损基底部，然后根据病变范围，将针刺间距设为0.5cm左右，由病变外缘向中心进行围刺。

疗程 3天1次，3～5次为1个疗程。
可酌情配合中药药浴、中药熏蒸、中药封包、蜡疗、紫外线照射、走罐、火疗等治疗。

血燥证

证候 多见于静止期银屑病。病情处于相对稳定阶段，病程较久，皮损不扩大，或少数新发皮疹，部分呈钱币状或大片融合，有明显浸润，表面

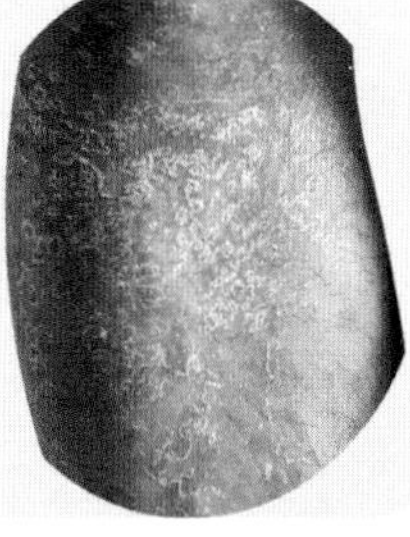

图12-1-3　银屑病
（血燥证）

鳞屑少，附着较紧，与红斑大小相当，干燥皲裂，自觉瘙痒，全身症状多不明显，可伴口咽干燥，舌质淡红，苔少，脉缓或沉细。（图12-1-3）

养血滋阴润肤。

依据病损部位，让患者取坐位或卧位，充分暴露皮损部位。治疗以皮损为单位，局部行常规消毒，常规消毒，选择细火针或中粗火针，施术者靠近针刺部位，右手握笔式持针，将针尖伸入点燃的酒精灯或者酒精棉球的外焰中直至针身烧红，快速垂直刺入至皮损基底部，采用散刺法和围刺法，疾进疾出。

3天1次，3~5次为1个疗程。
可酌情配合中药药浴、中药熏蒸、中药封包、蜡疗、紫外线照射、刺络拔罐、火疗等治疗。

五、按语

白疕，西医称之为银屑病，是一种常见的慢性复发性炎症性皮肤病。银屑病本属热性病症，而火针直接作用于皮损处，为热邪寻其出路，以热引热，使火热之邪得以外泄、郁结之物得以消散。火针温度可高达500℃，作用于皮损，起到去腐生新的效果。火针能借热力，温通疏散瘀热，祛瘀生新而收效。进针时应刺至皮损基底部，针后迅速拔罐，以能拔出血性或淡黄色液体为宜，使针刺处毒邪易于排出。斑块型银屑病因其浸润肥厚难以消退，是银屑病治疗中的难点，中医辨证多为血瘀，因久病致气血瘀滞不行，局部肌肤失于濡养而化燥生风，遍发瘙痒。故而治疗中常以活血之品以化其瘀，缓消癥结。火针可"宛陈则除之，消除血块或结聚，使其溃散，而令经络疏通。"火针之法胜服药，此时采用中粗火针在肥厚皮损处进行围刺，可立通其经脉，调其气血，使得瘀滞的气血恢复正常运行，待皮损逐渐变薄，再予细火针或中粗火针进行点刺，以达到养血滋阴润肤作用。此外，火针具有针刺和艾灸的双重作用，虽作用于皮损局部，但其透热力强，能通过局部皮损使热透里，促进血液循环及机体的抗邪能力，从而降低复发率。

六、注意事项

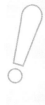

- 治疗后注意保持针刺部位的清洁和干燥，避免搔抓。
- 火针治疗寻常型效果较好，但需要坚持治疗，医生需多与患者沟通，帮助其建立康复的信心。
- 瘢痕体质慎用。严重高血压、冠心病患者禁用。
- 火针治疗后4～6小时再外用药膏。

（白艳秋）

第二节　紫癜风（扁平苔藓）

一、定义

是一种原因不明的慢性炎症性皮肤黏膜疾病，其典型皮损为紫红色多角形扁平丘疹，好发于四肢，常伴有口腔黏膜、指甲及毛发的损害。本病相当于西医的扁平苔藓。

二、病因病机

中医认为，本病多因风热之邪搏结肌肤，郁而不畅，气滞血瘀而成，或日久耗伤阴血，血虚则生风生燥，肌肤失养，阴虚则生内热，虚火上炎于口，或阴虚肝旺，恋湿下注于二阴而成。

三、诊断要点

❶ 紫色、紫红色或紫蓝色扁平多角形丘疹，有蜡样光泽，边缘清楚。表面干燥发亮，附有鳞屑。大小基本一致，丘疹中央轻度凹陷，或有小角栓，有网状白色细纹，皮疹分散，也可融合成斑块状或环状、线状，急性期有同形反应。约半数患者发生黏膜损害，多发于口腔，以颊黏膜、舌、牙龈、唇多件。典型损害为树枝状或网状的白色细纹，偶有水疱。损害消退继发色素沉着，且可存在数月。有的损害逐渐肥厚呈尤状，偶有水疱或大疱性损害。

② 一般为慢性，易复发，伴有阵发性剧痒或微痒。

③ 皮损一般局限于某一部位，好发于腕屈侧、前臂、股内侧、踝部和腰臀部，有时可侵犯颈、躯干、阴茎、阴唇，少数病例指甲受累，表现为甲纵嵴或变薄和缺损。

④ 组织病理、皮肤镜和皮肤CT有助于明确诊断。

四、辨证论治

火针治疗前准备：依据皮损部位，嘱患者取坐位或卧位，充分暴露皮损区。治疗以皮损为单位，局部行常规消毒，治疗手法以辨证分型为依据。

风热相搏证

证候 皮疹广泛，呈紫色扁平丘疹，瘙痒剧烈，舌红，苔薄，脉弦滑。（图12-2-1）

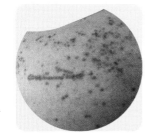

图12-2-1　紫癜风
（风热相搏证）

治则 引热外达、祛风止痒。

操作要点 选用点刺和散刺法。施术者持细火针烧至通红于皮损中央迅速刺入，随即出针。针体直入直出，针刺深度以刺至皮损基底部为度，针刺结束，用干棉球按压针眼片刻。

疗程 分批次治疗，隔日治疗1次，3～5次（每处皮损）为1个疗程。

血虚风燥证

证候 皮疹较局限，呈片状、线状、环状分布，皮色暗红，表面粗糙覆有少许糠状鳞屑，瘙痒明显，舌淡，苔薄，脉细。（图12-2-2）

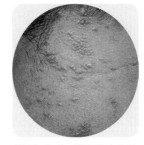

图12-2-2 紫癜风（血虚风燥证）

治则 活血散结 祛风止痒。

操作要点 选用点刺和密刺法。施术者持中粗火针烧至通红于皮损处迅速刺入，随即出针。针体直入直出，针刺深度以刺至皮损基底部为度，针刺结束，用干棉球按压针眼片刻。针刺密度依皮损大小和患者体质而定。

疗程 隔日或隔2日治疗1次，3~5次为1个疗程。

气滞血瘀证

证候 皮疹融合成尤状肥厚斑片或板块，色暗红或紫红，瘙痒剧烈，伴口干、便秘等症状，舌质紫或有瘀斑，苔黄，脉涩。（图12-2-3）

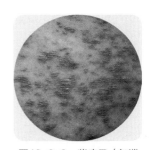

图12-2-3 紫癜风（气滞血瘀证）

治则 活血化瘀 清热解毒。

操作要点 选用密刺法。施术者持中粗火针或粗火针烧至通红后，于皮损处迅速刺入皮下，随即出针。

疗程 1周治疗2次，3～5次为1个疗程

五、按语

扁平苔藓属中医"紫癜风、乌癞风"范畴，病因病机为风邪夹湿，客于腠理，营卫滞涩，致肌肤失养，日久伤阴，阴虚则火旺，气血运行不畅，病久入络，邪毒遏伏肌腠，气滞血瘀所引起。"风"与"瘀"为其主要病机。

《灵枢·官针》曰："九曰焠刺. 焠刺者刺燔针则取痹也。"火针的高温"以热引热"，借助火力强开腠理，将风邪、热邪引出体外，并可激发经气，致气血运行通畅，血行则风自灭，风止则瘙痒停；气血通畅，则瘀消斑散，切中紫癜风病机。盖不同时期，病邪不同，初期以"风、热"为主，皮损表现为较广泛的小丘疹，这时针刺手法以细火针点刺皮损为主，符合"盛则泻之"的治疗原则，达到以热引热，引邪外出的目的，因初期皮损具有"同形反应"，故不可针刺正常皮肤。随疾病进展，日久耗伤阴血，血虚生风生燥，肌肤失养，瘙痒明显，此时皮损趋于稳定，部分融合成片，可予点刺或密刺法以活血散结、祛风止痒。病久入络，皮损渐肥厚，瘙痒明显，此时病邪以"瘀"为主，可选用中粗火针或粗火针以密刺法治疗以温经通络、散瘀消斑，火针治疗后遗留的针眼还可以为后续外用药物治疗提供很好的基础，促进药物渗透。

六、注意事项

- 火针治疗时急性期应避免针刺正常皮肤组织，避免同形反应。
- 火针治疗时，针刺深度至皮损基底处，忌过深。
- 保持针眼局部清洁，防止继发感染。
- 严重高血压、冠心病患者慎用。孕妇忌用。

（张金芳）

第三节　痫疮（掌跖脓疱病）

一、定义

痫疮是指局限于掌跖部的慢性复发性疾病，以在红斑的基础上出现周期性的无菌性小脓疱，伴角化、鳞屑为临床特征。本病归属于古代文献"痫疮"范畴。相当于西医的掌跖脓疱病。

二、病因病机

本病多因禀赋不足，肺脾失调，运化失职，水液代谢障碍，湿邪内蕴，复感风热毒邪，内外搏结，毒热蕴积肌肤，外发于四肢末端所致。血热外发则为红斑，热毒炽盛则化腐成脓。

三、诊断要点

1 好发于中年人。

2 发病部位是掌跖，跖部又比掌部多见。

3 病变可发于一侧，也可以对称或整个掌跖全部受累。

4 初始角质增厚，呈暗红色，伴有糠状脱屑。皮损扩大，局部充血，常呈批出现数量不等，针尖针头大深在水疱或黄色脓疱，逐渐增多，范围扩大。

5 伴有中等或严重瘙痒，烧灼或疼痛感。

6 本病易反复发作，缓解期长短不一。

四、辨证论治

湿热蕴结证

证候 皮疹见掌跖部位脓疱，反复发作，部分脓疱消退，上覆痂皮伴发热口渴，舌红，苔黄腻，脉滑数。(图 12-3-1)

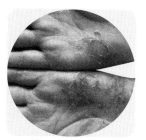

图12-3-1 痛疮

治则 清热解毒、健脾化湿

操作要点 患者取舒适体位，一般取坐位或者仰卧位，充分暴露皮损区，操作者观察选好点刺位置及范围，皮损区常规消毒后，选用中粗火针，采用点刺手法。左手持点燃的酒精灯，右手拇、食、中指采用执笔式持针法夹握针柄，倾斜放置于酒精灯外焰上，从针根沿针体向针尖方向缓慢移动烧红，准确、快速、垂直点刺刺入脓疱，疾进疾出，出针后用干棉球按压针眼，擦拭溢出的脓液及针眼周围的焦痂，务使脓疱内脓液排净。

 1周2次，至不再新出脓疱，可酌情配合308准分子光、臭氧水及中药泡洗等外治方法。

五、按语

痫疮（掌跖脓疱病）中医认为多源于"湿"，脾虚为本，湿热为标，气血壅滞为病理表现。脾虚运化水湿无权，湿热聚久，下注于双足而发为脓疱，湿热互结阻于经络，气血瘀滞，故久病难愈反复发作。外治则以清热燥湿、活血散结为原则。中医外治特色疗法之火针疗法，具有"开门祛邪、借火助阳、温通经脉"之功，可切中痫疮的病机而达到很好的治疗效果。

《针灸聚英》载："盖火针开其孔，不塞其门"，火针通过点刺掌跖部位皮损，使其肌腠理打开，有形之邪随此孔排出体外；同时火针之力迅猛，强开外门，引其毒邪外邪，通过此法外散湿热毒邪，达到清热除湿解毒之功；火针局部点刺阿是穴可激发经气，致气血运行通畅，气血通畅，湿浊得散，脓疱自消。湿邪有出路，不致壅滞于局部而发脓疱，湿邪得消，脾气自然重振，不致运化失常而生内湿，标本兼治而致不易复发。配合臭氧水、燥湿止痒中药泡洗可加速脓疱干涸，308准分子光照射可减轻掌跖部位炎症反应，改善局部红肿瘙痒症状。

六、注意事项

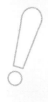

● 操作前向患者交代注意事项，缓解紧张情绪。

● 如若出现针孔处微红、灼热、微痒以及轻度的疼痛属于正常现象，可不用处理，可自行消退。

● 保持针刺部位清洁，24小时之内不可以沾水，以防止感染。

（张金芳）

第四节　虫咬皮炎（虫咬皮炎）

一、定义

　　虫咬皮炎是被致病虫类叮咬，接触其毒液或虫体的毒毛而引起的皮炎的总称。较常见的致病虫有蠓、螨、隐翅虫、刺毛虫、跳蚤、虱类、臭虫、蜂等。其临床特点因致病虫不同而各有差异，主要表现为皮肤上呈丘疹样风团，上覆针尖大小瘀点、丘疹或水疱，呈散在性分布。本病属于中医学"虫毒"范畴。西医亦称之为虫咬皮炎。

二、病因病机

本病多因夏、秋之季，诸虫繁生，虫喜叮咬人皮肤或以毒刺刺入，虫毒乘隙而入，郁而化热、生湿，郁阻于肌肤而发病。甚者入于营血，侵及脏腑而病情危重。

三、诊断要点

❶ 多发于夏秋季节。

❷ 好发于暴露部位。

❹ 自觉有不同程度的瘙痒。

❸ 皮损以丘疹、风团或瘀点为多见，亦可出现红斑、丘疱疹或水疱，皮损中央可见刺吮点，散在分布或密集成片。

四、辨证论治

热毒蕴结证

证候 局部丘疹、红斑，皮疹特点多为局部红肿、丘疹、风团或瘀点，表面可出现水疱及大疱，皮损中心可见叮咬痕迹；患者自觉奇痒、灼热、疼痛、红肿，一般无全身不适症状，舌红，苔黄，脉滑或数。（图12-4-1）

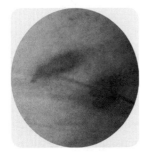

图12-4-1　虫咬皮炎

治则　清热解毒利湿。

操作要点　依据病损部位，让患者取坐位或卧位，充分暴露皮损区，治疗以皮损为单位，局部行常规消毒。选择细火针，施术者将火针在酒精灯上至白亮，可选用围刺法，在皮损周缘快针浅刺，针体直入直出，深度以1～3mm为宜；皮炎较重部位可行散刺法；皮损面积较大的，可先点刺较严重的区域。

疗程　隔日1次，3～4次为1个疗程。
可酌情配合清热解毒中药外敷治疗。

五、按语

虫咬皮炎，属于祖国医学的"虫毒伤"范畴。是皮肤接触致病虫毒素引起的一种炎症反应。《医宗金鉴·外科心法》曰："若误中其毒，令人皮肤起燎浆水疱，痛如火烙，初如饭粒，次如豆大，宜盐汤绵溻疮上，数换即消，甚则毒延遍身，瘙痒不休……"。热毒蕴结为本病的基本病机，根据吴师机的"外治之理即内治之理"之论，故运用外治法也应遵循内治之理。治当清热解毒。火针疗法借"火"之力而强开外门，"开门祛邪"，"以热引热"，选用火针围刺局部皮损，火针借火之力取效，经过加热的针体，将火热直接导入机体，鼓舞气血运行，针孔引邪外出，从而直接快速地驱除滞于肌肤经脉之风热火毒，局部的高温，助阳化气，攻散湿邪，使气机疏利，津液运行畅达，从而祛除湿邪，达到治疗瘙痒疼痛的目的。现代医学认为火针主要是通过其温热效应增加局部血流量，改善微循环，促进炎性渗出物的吸收而治愈本病。

六、注意事项

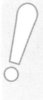

- 在有昆虫的环境工作时需做好防护工作。

- 若病情严重，如发生过敏性休克、严重皮炎等，宜采取综合救治方法，以免贻误病情。

- 注意个人及环境卫生，勤换衣被；消灭臭虫、蚤、虱及其他昆虫。

- 一有前驱症状或出现风团样损害就应及时用药，可减轻发作。

（柴旭亚）

第五节　阴痒（外阴白斑）

一、定义

阴痒是一种发生在外阴黏膜部位角化脱色性病变，伴有不同程度的瘙痒，病因不明，可能与局部刺激及维生素缺乏等有关。本病相当于西医外阴白斑。

二、病因病机

本病虽生于前阴，实为整体脏腑、经络失调在局部的表现。中医学认为前阴为肾所司，肝经循行所过之处，肝为风木之脏，赖精血柔养，才能疏泄畅达，若肾脏虚弱、精血不足，肝气失畅不能达于前阴，以致局部气血不足，血不润肤，故见局部干燥、色白、阴痒等。故本病的发生与肝肾等脏及其经脉关系密切。

三、诊断要点

多见于闭经后妇女，皮损发生于阴蒂、小阴唇及大阴唇内侧，偶可发生于阴道口、尿道口，表现为局部大小不等、形态不一的浸润肥厚性斑块，表面粗糙，后期增生、萎缩，可引起阴道狭窄，常有剧痒，反复搔抓后局部可有湿疹样改变。少数可发生癌变。

四、辨证论治

肝肾不足证

 证候 外阴白色皮损，粗糙皲裂、增厚或萎缩，时有潮红肿胀，瘙痒明显，可伴伴腰膝酸冷，小便频数清长，舌淡，苔薄，脉沉细无力。（图12-5-1）

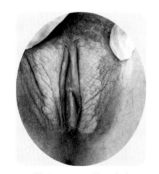

图12-5-1　外阴白斑

治则 补益肝肾 活血散斑

 操作要点 火针治疗前准备：依据皮损部位，

嘱患者仰卧位或截石位，充分暴露外阴区。治疗以皮损为单位，局部行常规消毒，选用散刺法。施术者持细火针烧至通红，于皮损处迅速刺入，随即出针，出针后用干棉球按压针眼片刻。针体直入直出，针刺深度浅刺为主。而后可酌情配合清热解毒银翘三黄膏局部外用。

疗程 1周2次，3-5次为1个疗程。

五、按语

阴痒（外阴白斑）主要是以病变区界限清晰的白色斑块、阴部奇痒难忍、夜间为甚为临床特征表现的难治性疾病。近年来，外阴瘙痒已成为困扰越来越多外阴白斑患者的主要问题，而传统的中药熏洗治疗、外用药治疗等方法虽能起到一定的治疗效果，但起效时间长，见效慢，不能很好地缓解瘙痒。《灵枢·经脉》："经脉者，所以决死生，处百病，调虚实，不可不通。"经脉通畅，气血才能"内灌脏腑，外濡腠理"，本病系肝肾不足，精血亏虚，肝失条达所致。精血不足，肝失所养，肝脉不通，经气不能荣于外阴，故见局部肤色变白、萎缩。火针集针刺及温灸于一体，能温助人体阳气，继而激发经气，疏通经络，促进气血运行。尤其是局部针刺对改善外阴瘙痒、恢复局部皮肤弹性具有非常好的疗效。

选用火针点刺局部皮损，火针借火之力取效，经过加热的针体，将火热直接导入人体，引阳达络，直接激发阳气，鼓舞气血运行，致气血运行通畅，从而促进外阴部的气血旺盛，使局部组织得到濡养；而局部针刺能够更直接更快速有效地作用到病变组织，加速病变部位的血液循环，使局部气血运行旺盛，外荣肌肤，从而更有效地改善外阴白斑患者外阴瘙痒，恢复局部皮肤弹性，改善局部肥厚皮损，体现了"治风先治血，血行风自灭"，治病必求其本的治疗原则。操作针具选用细火针，散刺、浅刺是基于外阴黏膜特殊的解剖位置。外阴部位皮肤黏膜薄嫩，对外界刺激反应敏感，故不宜强刺激，选用细火针，针体短小，易于操作，可减轻患者的恐惧心理；烧针时间短，缩短了治疗操作时间；针孔小，减少了局部被感染的危险，遗留瘢痕较小；散刺、浅刺，刺激量小，患者易接受，可减轻患者痛苦，有助于提高治疗依从性。

六、注意事项

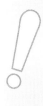

- 操作前向患者交代注意事项，缓解紧张情绪
- 外阴黏膜部位，痛感明显，操作手法宜轻柔，选用细火针浅刺。
- 月经期暂停火针治疗。

（张金芳）

第六节　皮痹（硬皮病）

一、定义

皮痹是一种以皮肤及各系统胶原纤维进行性硬化为特征的结缔组织病。其特点是皮肤进行性肿胀到硬化，最后发生萎缩。临床分为局限性和系统性两种，前者局限于皮肤，后者除皮肤外，还常累及肺、胃肠、心及肾等内脏器官。本病古代文献称之为"皮痹"。相当于西医的硬皮病。

二、病因病机

本病多因营血不足，外受风寒湿之邪，经络阻隔，气血凝滞；或肺、脾、肾三脏亏虚，卫外不固，腠理不密，复感寒湿之邪，经络不畅，气血失和而发病。

三、诊断要点

❶ 本病可发生于任何年龄，但以青、中年女性多见。

❷ 皮损好发于头面、四肢、躯干；系统性硬皮病可侵犯内脏各器官，但以消化系统、呼吸系统多见。

❸ 特征性皮损：局限性硬皮病初期为紫红色斑，慢慢扩大，颜色渐渐变淡，皮肤发硬。毳毛脱落，局部不出汗，后期皮肤萎缩，色素减退。系统性硬皮病可分为浮肿期、硬化期、萎缩期。肢端硬化症皮肤硬化仅发生于肢端。良性硬化症以皮肤钙质沉着、雷诺现象、指（趾）端皮肤硬化、毛细血管扩张为特征；若伴有食道功能障碍者，则称CREST综合征。

❹ 系统损害：系统性硬皮病可侵犯内脏各器官，但以消化系统、呼吸系统多见。循环系统、泌尿、神经、内分泌等系统也可累及。

❺ 实验室检查：轻度贫血，血中嗜酸性粒细胞增多、血沉加快，血中纤维蛋白原含量明显增高，丙种球蛋白增高，血液凝固性增强。

❻ 本病大多数无内脏损害，病情进展缓慢，预后较好；若侵及内脏，呈弥漫性分布，则病情进展快，预后差，有生命危险。

四、辨证论治

阳虚寒凝，痰瘀互结证

证候 皮肤肿胀、变硬、干枯，发白，皮温降低，伴有瘙痒、刺痛、麻木、蚁行感，可伴有关节疼痛、面色萎黄、倦怠乏力、进食困难、腹胀便溏、畏寒、肢冷、小便清长，苔白，脉沉细涩等全身症状。（图12-6-1）

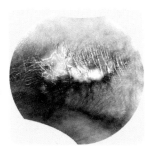

图12-6-1　硬皮病

治则 温阳散寒，活血化瘀。

操作要点 患者取舒适体位，充分暴露皮损，治疗以皮损为单位，选用细火针或中粗火针散刺法和围刺法。操作者观察选好点刺位置及范围，用碘伏棉签常规消毒后，左手持点燃的酒精灯，右手拇、食、中指采用执笔式持针法夹握针柄，倾斜放置于酒精灯外焰上，从针根沿针体向针尖方向缓慢移动烧红，准确、快速、垂直刺入皮损，浅刺，疾进疾出，不按压针眼。

疗程 1周1次，6~8次为1个疗程。

可配合蜡疗、中药熏蒸、中药浴等中医适宜技术，根据舌苔脉象的不同，选择温阳散寒、活血化瘀中药汤剂内服。

五、按语

硬皮病属于中医"皮痹"范畴。《素问·痹论》记载："风寒湿三气杂至，合而为痹也……以秋遇此者为皮痹。"指明痹症的发生与外邪相关。同时《灵枢·百病始生》所言"风雨寒热，不得虚，邪不能独伤人"，可见皮痹的发生与本虚密切相关，后世医家临证发现本病为本虚标实。根本病机为虚，以气虚、阳虚为本，瘀血、寒湿、痰瘀为标，故温阳益气与活血化瘀贯穿疾病治疗的始终。

"九曰焠刺. 焠刺者刺燔针则取痹也。""燔针，烧针也，劫刺，因火力而劫散寒邪也"。火针的高温"扶正助阳，温经通脉"。火针疗法借助火力，激发经气，调节脏腑，助阳补虚，阳气得充，则气化有权，气血运行通常，瘀血痰凝固得化，则症状改善。硬皮病的形成发展过程中，瘀血不仅是主要病机之一，而且也是本病病理产物，瘀血形成之后，不仅使肌肤失去血液濡养，还可导致新的疾病发生。选用火针点刺局部皮损，能够更直接更快速有效地作用到病变组织，火针借火之力取效，经过加热的针体，将火热直接导入人体，引阳达络，鼓舞气血运行，致气血运行通畅，从而促进局部的气血旺盛，祛瘀生新，使局部组织得到濡养，从而更有效地改善局部麻木、刺痛感，恢复局部皮肤弹性，改善局部板硬皮损，阻断病情进展及新证的发生。治疗过程中，针具及针刺手法的选择依据患者疾病所处时期及患者的机体状态，如果皮损局限于面部、胫前或患者为儿童、年老体弱者，选用细火针，躯干及四肢皮损选用中粗火针，选用散刺及围刺可皮损局限，并从内部瓦解硬化的斑块，促进皮疹消退，酌情配合蜡疗、中药熏蒸、中药浴等温阳、通络等中医适宜技术，可快速改善症状。

六、注意事项

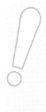

- 火针疗法优先适用于皮损局限者，系统性硬皮病者应结合系统用药来控制症状。

- 治疗前与患者做好沟通解释工作，不宜在患者精神过于紧张、饥饿及疲劳等状态下进行治疗。施术时注意安全，应在避风、明亮处进行，防止烧伤或火灾等事故的发生。

- 火针点刺时，每烧一次针，只点刺一下，务必做到"红、快、准"。点刺深度以至皮损基底部为宜。

- 火针操作后叮嘱患者，点刺部位三天不可沾水，保持皮损局部清洁、干燥，不做皮肤护理，避免触摸、搔抓。

（张金芳）

参考文献

[1] 张婧怡，陈卫东，刘玉蕊，等.黄蜀运用温阳法治疗白癜风经验[J].四川中医，2016（3）：11-13.

[2] 张彩荣. 毫火针结合针刺治疗白癜风1例[J]. 中国民间疗法，2016，24（8）：42-43.

[3] 任雷生，付旭辉，王慧娟，等. 火针联合308nm准分子光治疗稳定期白癜风疗效观察[J]. 中国医疗美容，2016，6（3）：76-78.

[4] 罗光浦，王天晶，任盈盈，等. 火针联合卤米松乳膏治疗白癜风的临床观察[J]. 皮肤性病诊疗学杂志，2016，23（2）：89-92.

[5] 黄莉宁，王天晶，任盈盈，等. 火针治疗白癜风自身对照临床研究[J]. 新中医，2016（7）：149-150.

[6] 孙永建，张少坡，何耀闯，等. 中药联合毫火针、紫外线光疗治疗白癜风45例临床观察[J]. 湖南中医杂志，2015，31（10）：56-58.

[7] 王珏云，冯蕙裳，侠晨辉. 针灸治疗斑秃的临床研究进展[J]. 中国民族民间医药，2015（16）：37-39.

[8] 朱清华，赵培祯，王丽，等. 背俞穴刺络放血拔罐配合毫火针治疗痤疮疗效观察[J]. 新中医，2016（6）：192-193.

[9] 刘继洪，陈月娥，宋少英，等. 多功能火针配合耳

穴贴压治疗中重度寻常性痤疮疗效观察[J]. 上海针灸杂志, 2016, 35（5）: 555-557.

[10] 陈纯涛, 黄蜀, 郑蓉, 等. 火针治疗痤疮1148例[J]. 中医外治杂志, 2006, 15（1）: 38-39.

[11] 丁原全, 董瑞祥. 火针治疗痤疮50例[J]. 中国针灸, 2000, 20（2）: 84-84.

[12] 任幼红, 张文平, 陈竹碧. 火针配合刺络拔罐治疗痤疮58例[J]. 上海针灸杂志, 2005, 24（4）: 16-17.

[13] 黄蜀, 张艳, 陈纯涛, 等. 火针治疗结节囊肿性痤疮的临床研究——附: 128例病例报告[J]. 成都中医药大学学报, 2004, 27（4）: 13-13.

[14] 黄蜀, 陈纯涛, 廖忠蓉, 等. 火针治疗痤疮的多中心临床观察[J]. 四川中医, 2006, 24（3）: 99-100.

[15] 姜敏, 曾宪玉, 王玮蓁. 火针治疗中重度寻常型痤疮疗效观察[J]. 中国针灸, 2014, 34（7）: 663-666.

[16] 吴珮玮, 黄蜀. 火针治疗痤疮的机理研究[J]. 中国民族民间医药, 2010, 19（10）: 13-15.

[17] 轩俊丽, 任雷生. 火针治疗痤疮574例临床疗效观察[J]. 中医临床研究, 2012（23）: 44-45.

[18] 黄蜀, 陈纯涛, 张颜, 等. 火针治疗结节囊肿性痤疮的多中心临床疗效评价[J]. 国际中医中药杂志, 2006, 28（5）: 303-306.

[19] 杨帆, 夏庆梅. 火针配合中药面膜治疗结节囊肿型痤疮的临床疗效观察[J]. 天津中医药, 2009, 26（3）: 239-239.

[20] 姜敏, 姜琨, 曾宪玉, 等. 火针配合药物治疗囊肿型痤疮疗效观察[J]. 上海针灸杂志, 2015（11）: 1082-1084.

[21] 杨素清. 带状疱疹的火针特色治疗[C]//2015全国中

西医结合皮肤性病学术年会论文汇编. 2015.

[22] 顾春英，卢文，任虹. 埋线、火针、耳针综合疗
法治疗寻常痤疮136例[J]. 南京中医药大学学报，
[22]2009，25（6）：476-477.

[23] 王丽娜，钱方，杨玉峰，等. 火针疗法配合口服中
药治疗囊肿型痤疮的疗效观察及对外周血白介素-2
的影响[J]. 湖北中医杂志，2014（7）：13-14.

[24] 孙福顺，王树春，王延龄，等. 电火针治疗痤疮
52例临床观察[J]. 辽宁中医杂志，2006，33（7）：
865-865.

[25] 樊玉. 火针治疗痤疮的临床疗效评价[J]. 中国实用
医药，2016（3）：275-276.

[26] 尉煜青，张学光，李萍. 火针治疗痤疮的研究进展
[J]. 陕西中医，2016，37（9）：1267-1269.

[27] 黄淑英，王志岩. 火针治疗痤疮60例疗效观察[J].
中国针灸，1994（s1）：323-323.

[28] 宋川，郑肖.黄蜀火针治疗痤疮经验总结[J]. 中医外
治杂志，2010，19（3）：61-62.

[29] 杨素清，刘成祥. 火针联合中药治疗寻常型痤疮
（痰湿瘀滞型）60例[J]. 中医外治杂志，2014，23
（1）：9-10.

[30] 周彩云. 中药配合火针拔罐治疗寻常型痤疮临床疗
效观察[J]. 四川中医，2016（2）：153-155.

[31] 杨素清. 火针临床应用——痤疮、带状疱疹[C]//中
华中医药学会皮肤科分会第十一次学术年会论文集.
2014.

[32] 赖月红，陈欣燕，林嬿钊，等. 火针治疗痤疮随机
对照试验系统评价[J]. 辽宁中医药大学学报，2017
（5）：116-119.

[33] 张艳红，杨素清. 火针联合中药汤剂治疗掌跖脓疱
病的临床观察[J]. 针灸临床杂志，2016，32（4）：

46-48.

[34] 齐沫赟，林彬彬，谢中练，等．火针焠刺治疗34例青少年囊肿型痤疮临床观察[J]．中国美容医学，2016，25（6）：92-94.

[35] 黄蜀．火针治疗结节性囊肿性痤疮技术[J]．中国乡村医药，2014（9）．

[36] 孟凡征．火针治疗痤疮的临床进展[J]．中国中西医结合皮肤性病学杂志，2017，16（4）：379-381.

[37] 侯亚飞，黄蜀．火针疗法治疗结节囊肿性痤疮研究进展[J]．亚太传统医药，2016，12（4）：81-82.

[38] 王月美，王文莉，胡素叶，等．火针疗法辅助治疗囊肿性痤疮33例[J]．中国中医药现代远程教育，2017，15（17）：107-108.

[39] 李领娥，胡素叶，邢倩，等．中医三联外治法治疗寻常性痤疮的临床观察[J]．天津中医药，2016，33（4）：220-222.

[40] 白艳秋，胡素叶，李领娥．李氏三联疗法治疗寻常型痤疮临床观察[J]．河北中医，2015，37（10）：1491-1493.

[41] 李领娥，黄亚莉，吴亚，等．火针疗法在面部皮肤病中的临床应用[C]//2015全国中西医结合皮肤性病学术年会论文汇编．2015.

[42] 李领娥，邱洞仙．火针在皮肤附属器疾病、病毒性皮肤病治疗中的应用[J]．中医外治杂志，2012，21（2）：54-55.

[43] 邱洞仙，胡素叶，李领娥．火针在皮肤科的临床应用[C]//全国经方临床应用高级论坛、中华中医药学会李时珍研究分会第六次学术大会暨河北省中医药学会皮肤病专业委员会第三次学术会议．2013.

[44] 李领娥，张金芳，张军英，等．火针治疗寻常疣451例[J]．中医外治杂志，2012，21（1）：32-33.

[45] 陈纯涛，陈明岭，唐定书，等．火针治疗带状疱疹50例临床观察[J]．时珍国医国药，2007，18（8）：1842-1843.

[46] 黄石玺，毛湄，浦晶晶，等．毫火针配合温和灸治疗带状疱疹后神经痛临床研究[J]．中国针灸，2014，34（3）：225-229.

[47] 王军，赵吉平．火针治疗血瘀型带状疱疹后遗神经痛34例临床研究[J]．针灸临床杂志，2007，23（4）：9-12.

[48] 王映辉，黄石玺，刘保延，等．火针赞刺法治疗带状疱疹的临床疗效评价研究[J]．中国中医基础医学杂志，2009（10）：774-777.

[49] 黄雪梅，薛爱国，李秀霞，等．火针配合针刺治疗急性期带状疱疹40例疗效观察[J]．中医药导报，2003，9（8）：36-37.

[50] 滕松茂，宋文革，李虹虹，等．火针点刺治疗老年性带状疱疹12例[J]．上海针灸杂志，2005，24（1）：21-22.

[51] 郭玉峰，王映辉，赵吉平，等."其在皮者，汗而发之"——因势利导治则与火针赞刺法治疗带状疱疹[J]．中国中医基础医学杂志，2007，13（6）：472-472.

[52] 林国华，李丽霞，陈楚云，等．火针对急性期带状疱疹皮损的影响[J]．广州中医药大学学报，2011，28（2）：136-139.

[53] 马新平，姜燕．毫针、火针与拔罐综合治疗带状疱疹疗效观察[J]．中国中医急症，2009，18（1）：49-50.

[54] 王卫红．火针点刺、针灸加罐法治疗带状疱疹369例[J]．中国临床医生杂志，2004，32（6）：58-58.

[55] 赵诗磊，刘海峰，吕翠华．火针为主治疗带状疱

疹60例[J]. 中国中医急症, 2010, 19（10）: 1812-1813.

[56] 杨丽艳, 王莉红, 李艳慧. 火针治疗带状疱疹的临床研究进展[J]. 针灸临床杂志, 2008, 24（7）: 58-60.

[57] 朱玉景, 王秀军, 王卫红. 激光针、火针加拔罐治疗带状疱疹196例[J]. 上海针灸杂志, 2004, 23（6）: 22-22.

[58] 黄石玺, 郭亚杰, 钟润芬, 等. 毫火针赞刺法与毫火针加灸法治疗急性期中老年带状疱疹平行对照临床研究[J]. 中医杂志, 2012, 53（20）: 1742-1745.

[59] 熊佐玲, 张光辉. 火针结合拔罐治疗急性带状疱疹48例[J]. 针灸临床杂志, 2007, 23（7）: 38-39.

[60] 樊玉华, 滕小慧, 赵文君. 改良火针配合刺络拔罐治疗带状疱疹临床疗效观察[J]. 河北医学, 2014（3）: 525-526.

[61] 范玉江, 刘清国, 尹改珍. 毫火针围点刺配合药物治疗带状疱疹疗效观察[J]. 上海针灸杂志, 2013, 32（2）: 118-120

[62] 张桂波, 王为龙, 鲍春龄, 等. 火针为主治疗带状疱疹疗效观察[J]. 上海针灸杂志, 2014, 33（5）: 439-441.

[63] 刘颖, 邹德运, 安凤华. 火针配拔罐治疗带状疱疹神经痛56例[J]. 针灸临床杂志, 2003, 19（9）: 36-36.

[64] 李海燕, 郑玉琴. 火针、药罐配合毫针治疗带状疱疹临床观察[J]. 中国中医急症, 2013, 22（7）: 1237-1238.

[65] 聂斌, 蔡少华. 火针半刺法治疗带状疱疹临床疗效评价[J]. 江西中医药大学学报, 2006, 18（3）: 38-39.

[66] 孙永建. 火针配合拔罐治疗带状疱疹后遗神经痛130例[J]. 中医外治杂志, 2006, 15（4）: 21-21.

[67] 吕敏捷, 罗振江. 火针配合艾灸治疗急性期带状疱疹58例[J]. 河南中医, 2007, 27（8）: 65-65.

[68] 徐世芳. 火针点刺治疗带状疱疹10例[J]. 新疆中医药, 2008, 26（2）: 35-35.

[69] 郭艳明, 李惠仙. 火针配合拔罐治疗带状疱疹后遗神经痛30例[J]. 现代中医临床, 2007, 14（2）: 24-25.

[70] 张立欣, 张金芳, 边莉. 火针治疗带状疱疹后遗神经痛疗效分析[J]. 亚太传统医药, 2016, 12（11）: 100-101.

[71] 高存志, 黄莺. 火针治疗带状疱疹的进展[J]. 云南中医中药杂志, 2009, 30（11）: 54-56.

[72] 傅欣. 火针治疗带状疱疹56例[J]. 中国民族民间医药, 2004（4）: 221-222.

[73] 张军. 多头火针治疗带状疱疹14例[J]. 针灸临床杂志, 1998（3）.

[74] 杨素清, 赵海艳, 张晴, 等. 温经燥湿汤联合火针治疗寒湿型痤疮临床疗效观察[J]. 山东中医杂志, 2017, 36（1）: 46-48.

[75] 黄琼, 谢福丽, 李铮, 等. 火针在女性黄褐斑（气滞血瘀证）治疗中的应用价值[J]. 针灸临床杂志, 2017（11）: 35-38.

[76] 段芳燕. 火针治疗气滞血瘀型与肾虚型黄褐斑的疗效对比[J]. 按摩与康复医学, 2015（2）: 28-29.

[77] 张军弼, 刘青云, 李云峰, 等. 火针治疗结节性痒疹48例临床观察[J]. 世界中西医结合杂志, 2015（9）: 1279-1280.

[78] 聂巧峰. 中医火针加中药熏蒸治疗结节性痒疹96例疗效观察[J]. 实用中西医结合临床, 2011, 11（5）:

42-43.

[79] 李兵，杨志波，龚娟，等．火针联合5%卤米松乳膏治疗结节性痒疹的疗效观察[J]．云南中医学院学报，2015（3）：36-37．

[80] 王津．火针点刺治疗瘙痒性皮肤病疗效观察及护理[J]．中国中医急症，2010，19（5）：899-900．

[81] 龚丽萍，谢敏，梁育，等．火针治疗瘙痒性皮肤病中医止痒机理探究[J]．江西中医药大学学报，2016，28（2）：53-54．

[82] 旷秋和．火针治疗神经性皮炎36例[J]．中国民间疗法，2010，18（10）：15-16．

[83] 侯加运，易伟民，陈柳丹．火针围刺治疗慢性湿疹30例临床观察[J]．中国民间疗法，2014，22（7）：19-19．

[84] 黄蜀，姚戎，陈纯涛，等．火针治疗慢性湿疹的临床研究[J]．四川中医，2004，22（12）：86-87．

[85] 钟润芬，黄石玺，苏俊娥．火针配合温和灸治疗湿疹临床观察[J]．上海针灸杂志，2010，29（10）：646-647．

[86] 潘小霞．多头火针围刺治疗湿疹[J]．中国针灸，2003，23（4）：220-220．

[87] 潘书林，潘明，孙晓兰．火针治疗神经性皮炎89例[J]．中国针灸，2005，25（10）：740-740．

[88] 张晓抒，丰芬．火针治疗神经性皮炎27例疗效观察[J]．新中医，2013（2）：113-114．

[89] 王敏，杨进，李岩．火针配合体针围刺治疗局限性神经性皮炎疗效观察[J]．天津中医药，2014（8）：475-477．

[90] 郑凤娇，王悦，袁野，等．火针治疗神经性皮炎的研究进展[J]．湖南中医杂志，2015，31（8）：175-176．

[91] 张颜, 陈纯涛, 黄蜀, 等. 火针和刺络放血治疗寻常型斑块型银屑病90例疗效观察[J]. 中医杂志, 2013, 54 (20): 1751-1754.

[92] 黄蜀, 陈纯涛, 董亦秋, 等. 火针治疗静止期斑块型银屑病疗效观察[J]. 上海针灸杂志, 2014, 33 (7): 652-653.

[93] 胡素叶, 白艳秋, 李领娥. 火针联合银翘三黄膏治疗斑块型银屑病疗效分析[J]. 河北中医药学报, 2018 (2).

[94] 杨会军, 刘维, 吴沅皞, 等. 针灸治疗硬皮病的临床方案探析[J]. 中国针灸, 2016, 36 (9): 1005-1008.

[95] 陈曦, 张润田, 段行武. 中医治疗硬皮病研究进展[J]. 社区医学杂志, 2016, 10 (3): 19-20.

[96] 张艳红, 杨素清. 火针联合中药汤剂治疗掌跖脓疱病的临床观察[J]. 针灸临床杂志, 2016, 32 (4): 46-48.

[97] 黄玉华, 洪勇, 陈胜男, 等. 火针配合中药外洗治疗掌跖脓疱病1例[J]. 实用中医药杂志, 2013, 29 (1): 52-52.

[98] 何桂双. 火针治疗外阴白斑的体会[J]. 中国针灸, 2000 (s1): 209-210.

[99] 杨晋红, 官洁. 针刺配合火针治疗外阴白斑24例[J]. 中国针灸, 2003, 23 (11): 646-646.

[100] 王卫红, 李顺华, 王永臻, 等. 针刺加火针点刺治疗外阴白斑49例[J]. 上海针灸杂志, 2001, 20 (5): 23-23.

[101] 覃亮, 贾春生, 王建岭, 等. 基于数据挖掘的火针刺法临床应用病种特点研究[J]. 针刺研究, 2011, 36 (6): 442-448.

[102] 马一兵, 孙丽蕴, 陈凯, 等. 火针治疗跖疣47例

临床观察[J]. 中国中西医结合皮肤性病学杂志，2007, 6（4）: 240-241.

[103]周建英，李梦，朱林林，等. 火针作用机理及临床应用概况[J]. 辽宁中医药大学学报，2016（7）: 86-88.

[104]杨素清，刘成祥. 火针联合中药治疗寻常型痤疮（痰湿瘀滞型）60例[J]. 中医外治杂志，2014, 23（1）: 9-10.

[105]杨素清，孙微，邹存清，等. 火针疗法治疗白癜风近况[J]. 针灸临床杂志，2014（4）: 77-78.